**Mathias Hirsch**

Trauma

Viele Begriffe, die wir aus der Psychoanalyse kennen, blicken auf eine lange Geschichte zurück und waren zum Teil schon vor Freuds Zeit ein Thema. Einige Begriffe haben längst den Weg aus der Fachwelt hinaus in die Umgangssprache gefunden. Alle diese Begriffe stellen heute nicht nur für die Psychoanalyse, sondern auch für andere Therapieschulen zentrale Bezugspunkte dar.

Die Reihe »Analyse der Psyche und Psychotherapie« greift grundlegende Konzepte und Begrifflichkeiten der Psychoanalyse auf und thematisiert deren jeweilige Bedeutung für und ihre Verwendung in der Therapie. Jeder Band vermittelt in knapper und kompetenter Form das Basiswissen zu einem zentralen Gegenstand, indem seine historische Entwicklung nachgezeichnet und er auf dem neuesten Stand der wissenschaftlichen Diskussion erläutert wird.

Alle Autoren sind ausgewiesene Fachleute auf ihrem Gebiet und können aus ihren langjährigen Erfahrungen in Klinik, Forschung und Lehre schöpfen. Die Reihe richtet sich in erster Linie an Psychotherapeuten aller Schulen, aber auch an Studierende in Universität und Therapieausbildung.

Unter anderem sind folgende Themenschwerpunkte in Planung:
Geschwisterdynamik | Psychose | Infantile Sexualität
Soziale Ängste | Suizidalität | Borderline-Störungen
Depression | Triangulierung | Übertragung/Gegenübertragung
Adoleszenz | Fetischismus

**Band 1** **Analyse der Psyche und Psychotherapie**

Mathias Hirsch

# *Trauma*

Psychosozial-Verlag

Bibliografische Information der Deutschen Nationalbibliothek
Die Deutsche Nationalbibliothek verzeichnet diese Publikation in der Deutschen Nationalbibliografie; detaillierte bibliografische Daten sind im Internet über http://dnb.d-nb.de abrufbar.

2. Auflage 2021

E-Mail: info@psychosozial-verlag.de
www.psychosozial-verlag.de

Umschlaggestaltung & Layout: Hanspeter Ludwig, Gießen
www.imaginary-world.de
Satz: Andrea Deines, Berlin

ISBN 978-3-8379-2056-7 (print)
ISBN 978-3-8379-6510-0 (PDF-E-Book)

# Inhalt

# Vorwort

Anscheinend bedarf es der Entwicklung eines gesellschaftlichen Bewusstseins, hinsehen und anerkennen zu können, dass Menschen, insbesondere Kinder in ihren Familien, durch traumatisierende Gewalterfahrungen akute und auch lang dauernde psychische Schäden davontragen. Erst 1962 »entdeckte« der Kinderarzt C. Henry Kempe und Kollegen ein neues »Krankheitsbild« mit seinen typischen Symptomen: Kindesmisshandlung (»battered child syndrome«).

Seit Mitte der achtziger Jahre des 20. Jahrhunderts konnte überhaupt erst (wieder) sexueller Missbrauch in der Familie gesehen, erkannt und von den Betroffenen auch berichtet werden (vgl. Hirsch 1987). Wie sehr die Augen verschlossen bleiben können und sich plötzlich aus einem nicht erkennbaren Grund öffnen, sehen wir zuletzt durch das Öffentlichmachen der massenhaften Missbrauchsfälle in katholischen und reformpädagogischen Institutionen, die bis dahin von Tätern, Mitwissern und auch von den Opfern nicht benannt werden konnten.

Die Psychoanalyse begann als Theorie der sexuellen Traumatisierung von Kindern und ihren Langzeitfolgen. In treuer Gefolgschaft haben aber die Vertreter des Mainstreams der Psychoanalyse jahrzehntelang Freuds Dogma vom Primat des ödipalen Triebkonflikts gelten lassen, und erst heute kann man aufgrund der Entwicklungen der letzten zwanzig Jahre eine Umkehr sehen (»intersubjective turn«). Gute und schlechte Erfahrungen des sich entwickelnden Kindes in Beziehungen, im Extremfall eben traumatisierende, werden heute konzeptionell in den Vordergrund gestellt und Schicksale als Zusammenspiel von Innen und Außen, Trieb und Beziehungseinflüssen verstanden.

Ansätze dafür gab es schon lange, oft den »Dissidenten« der psychoanalytischen Bewegung geschuldet wie Otto Rank, besonders auch Sándor Ferenczi. In dessen Nachfolge sind Michael Balint und durchaus auch Donald W. Winnicott zu sehen. Die Psychoanalyse als Beziehungswissenschaft wird sich eher der Dynamik und den Folgen von Traumatisierungen in Beziehungen (»komplexes Trauma«) zuwenden. So stehen auch die Schicksale verschiedener Traumatisierungen von sich entwickelnden Kindern in ihren Familien, die Abwehrdynamik von Dissoziation, insbesondere Internalisierung von Gewalt, sowie die Folgeerscheinungen im Mittelpunkt des vorliegenden Bandes (siehe auch Hirsch 1997, 2004 und 2010).

Eine Bemerkung zur Sprachregelung: Es ist üblich geworden, von »sexuellem Missbrauch« eines Kindes zu sprechen. Das impliziert, genau genommen, dass es auch einen korrekten »Gebrauch« von Kindern geben müsse. Eigentlich handelt es sich also um einen Missbrauch von *Macht*, die ein Erwachsener über ein Kind hat. Es wirkt aber künstlich, sich stets gegen den Sprachgebrauch zu stemmen, also spreche auch ich meist von sexuellem Missbrauch.

Ich danke wieder Bianca Grüger, die den Text und seine vielfältigen Korrekturen wie immer unermüdlich in den Computer geschrieben hat. Ich danke auch den Patientinnen und Patienten, die mir am Beginn ihrer Therapie jeweils pauschal ihre Zustimmung zu einer eventuellen Veröffentlichung ihres »Materials« gegeben haben.

# Einleitung

## Von der Schwierigkeit der »Bearbeitung«

Seit vielleicht 25 Jahren ist das »Trauma« in den verschiedensten Bereichen von Psychoanalyse, Psychotherapie, Psychiatrie und Sozialarbeit ein geradezu inflationär gebrauchter Begriff. Er bedeutet immer – wie verschieden er auch verstanden wird – das massive Einwirken von außen auf die Psyche des Individuums, mit zerstörerischen, psychisch nicht zu integrierenden Folgen, das Notmaßnahmen erfordert.

Wir Menschen scheinen nicht immer in der Lage zu sein, zerstörerische Aggressionen gegen unser eigenes Selbst klar genug zu sehen und dann bearbeiten zu können. Immerhin aber ist es heute entsprechend der Entwicklung des gesellschaftlichen Bewusstseins möglich, psychische Störungen und Erkrankungen auf reale destruktive, also traumatisierende Einflüsse auf sich entwickelnde Kinder zurückzuführen. Viel zu lange sah sich die Psychoanalyse als Wissenschaft des intrapsychischen Konflikts (zwischen Trieb und sozialer Umwelt), als »Ein-Personen-Psychologie«, die das Individuum konzeptionell von seiner komplexen Beziehungsrealität isolierte. Und die Psychiatrie ist leider noch heute (oder heute wieder) in großem Ausmaß von biologischen, also genetischen und Stoffwechselkonzepten beherrscht. Sie reduziert den Patienten allzu häufig auf seine Gehirnphysiologie und sieht ihn nicht als Produkt komplexer lebenslanger sozialer (Beziehungs-)Einflüsse, die auf eine genetische Matrix, auf ein Entwicklungspotenzial einwirken.

Der Begriff »Trauma« ist eigentlich eine Kurzformel für ein sehr komplexes Prozessgeschehen. Ein überwältigendes Ereignis überrollt den psychischen Apparat und durchbricht den Reizschutz des Ichs, das die Gewalterfahrung nicht integrieren kann. Es ist vielmehr gezwungen, Notmaßnahmen zu ergreifen, insbesondere die der beiden vorherrschenden Bewältigungsversuche: Dissoziation und Internalisierung der Gewalt. Sándor Ferenczi hat dies als Erster als Introjektion und Identifikation mit dem Aggressor beschrieben.

Diese kaum gelingenden Abwehrmechanismen haben wiederum Folgen, die uns als Symptome der Traumatisierten begegnen: dissoziative Zustände, Intrusionen, unbeeinflussbares Wiederherstellen der traumatischen Situation, Angststörungen als Äquivalente der Dissoziation. Allerdings erzeugt die Internalisierung lang dauernde schwere Schuldgefühl- und Selbstwertprobleme, Beziehungsstörungen, Depressionen und Suizidalität, verfehlte Identitätsentwicklung und Lebensverläufe, aber auch dissoziales, gewalttätiges Verhalten in einer Täter-Opfer-Umkehr aufgrund einer Täter-Identifikation.

Ein »Trauma« ist also ein *Prozess*, in dem einer Gewalteinwirkung (traumatisches Ereignis) die direkte Abwehrreaktion des Opfers in der Gewaltsituation folgt und sich schließlich Langzeitfolgen einstellen. Diesen Prozesscharakter gibt der Begriff »Traumatisierung« besser wieder als die Kurzformel »Trauma«. Das »Trauma« kann also nie als ein wenn auch noch so furchtbares Ereignis allein dastehen. Und nicht jedes Ereignis wirkt auf alle gleich. Ähnliche Einwirkungen und Situationen haben auf verschiedene Individuen ganz unterschiedliche traumatische Einflüsse.

Internalisierung von Gewalterfahrung und Dissoziation markieren die beiden Pole, die das Traumaspektrum umgrenzen. Sie lassen sich den beiden grundsätzlich zu unterscheidenden Bereichen im Prinzip zuordnen: einerseits lang andauernde komplexe Beziehungstraumata, meist in der Kindheit, also in der Familie, die eher durch Internalisierung zu bewältigen versucht werden; andererseits Extremtraumatisierungen, meist im Erwachsenenalter, durch Gewalteinwirkung von Personen, zu denen vorher keine bedeutsame Beziehung bestanden hatte. Letzteres trifft umso mehr auf nicht von Menschen hervorgerufene traumatische Einwirkungen wie Naturkatastrophen zu.

Die unmittelbaren Folgen der plötzlichen extremen Gewalteinwirkung, die den psychischen Apparat überrollt (das ist das »psychoökonomische Prinzip«), sind der Posttraumatischen Belastungsstörung (PTBS) zuzuordnen. Sie sind vorrangig Gegenstand der verhaltenstherapeutisch ausgerichteten Schulen, die sich auch der »neuen Traumatherapietechniken« bedienen und die zunehmend eine Verbindung zu neurobiologischen Forschungen zu den Veränderungen der Hirnstrukturen durch traumatische Einwirkungen herstellen können.

Die Folgen chronischer familiärer Beziehungstraumata sind ganz andere und beruhen überwiegend auf Internalisierung, insbesondere auf verschiedenen Formen der Identifikation mit dem Täter bzw. dem Gewaltsystem.

Beide Traumabereiche sind nicht ganz voneinander zu trennen, denn es gibt durchaus auch in Familien entsetzliche Durchbrüche von kaum vorstellbarer Gewalt gegen Kinder, die zu Dissoziationsphänomenen führen. Ebenso existieren bei der Extremtraumatisierung Beziehungs- und Identifikationsanteile. Doch auch wenn sich beides nicht exakt trennen lässt, so halte ich es für nicht angemessen, die für Extremtraumatisierung gefundenen und wertvollen Mittel der »neuen Traumatherapien« (Übungen, Imagination, EMDR, Traumaexposition, Ausschließung von vergangenen und aktuellen Beziehungsanteilen) undifferenziert auf in der Kindheit traumatisierte, persönlichkeitsgestörte Patienten anzuwenden.

Chronisch familiäre Traumata finden immer in Beziehungen statt, mehr noch: Das traumatische Ereignis kann geradezu erst durch Beziehungsanteile zum Trauma werden: Verlustdrohung, Verrat, unterlassener Schutz durch Verweigerung der Zeugenschaft. Solche Internalisierungen gehen auch transgenerational vonstatten, das Trauma der Eltern bildet traumatische Introjekte in den Folgegenerationen. Das Introjektkonzept wirft auch ein Licht auf klinische Erscheinungen wie negative therapeutische Reaktion und Wiederholungszwang. Es ist zudem für Phänomene der außergewöhnlichen Kreativität verantwortlich wie auch für ihre Hemmung.

Für die Konzepte des therapeutischen Vorgehens in der Therapie traumatisierter Personen halte ich es also für unbedingt notwendig, zwischen chronischen familiären Traumata, die eher zu Persönlichkeitsstörungen führen, und akuten, einmaligen Extremtraumatisierungen jeden Lebensalters, die eher zu Posttraumatischen Belastungsstörungen führen, zu unterscheiden. Auf die Notwendigkeit dieser Differenzierung weist auch Otto F. Kernberg (1999) hin.

Die erste Traumaform findet in langjährigen, für das Kind lebensnotwendigen Beziehungen statt, wie es bereits Ferenczi (1933, 1985) drastisch beschrieben hat, sodass die traumatische Einwirkung, die sich überdies über die Jahre mehrfach wiederholt, nicht von den pathogenen Beziehungen und Strukturen der Familie getrennt werden kann.

Ganz anders bei Extremtraumatisierungen im Erwachsenenalter, die nur insofern Beziehungstraumata sind, als dem Täter, zum Beispiel dem Folterer, in der traumatischen Regression vom Opfer, das sich als lebensunfähiges Kind erlebt, in einer Art Übertragung Qualitäten von übergroßer elterlicher, paradoxerweise gar rettender Macht verliehen werden. Insofern halte ich es für ebenso einfach wie zwingend, dass die heute propagierten Techniken der Traumatherapie eher für extrem traumatisierte Erwachsene geeignet sind, während die Folgen langjähriger chronischer Beziehungstraumata eben im Prinzip nur durch eine langjährige Beziehungstherapie, insbesondere eine modifizierte psychoanalytische Therapie wirklich an der Wurzel zu packen sind. Die wichtige Aufgabe ist, eine sorgfältige Indikation zu erstellen, für welchen Patienten welche Behandlungsform optimal ist.

Ähnlich wie Beziehungserfahrungen grundsätzlich vom psychoanalytischen Denken lange nicht berücksichtigt wurden (bestenfalls als »akzidentelle« Einwirkung, zusätzlich zum Triebkonflikt), wurde lange Zeit der für uns heute selbstverständliche Zusammenhang von traumatisierenden Erfahrungen und Persönlichkeitsstörung insbesondere bei Borderline-Persönlichkeitsstörungen nicht gesehen.

Wie in einer Ironie der Wissenschaftsgeschichte genau hundert Jahre nach dem Aufgeben der »Verführungstheorie« durch Sigmund Freud 1897 (Freud 1985, S. 283f.) konnte Kernberg (1999) feststellen, dass an der Wurzel der Persönlichkeitsstörung, zumindest in einem großen Teil der Fälle, Gewalterfahrungen, insbesondere Missbrauchserfahrungen, in der Kindheit lagen. Dabei wurde jahrzehntelang die weitgehende Überschneidung der Symptome bei persönlichkeitsgestörten und bei traumatisierten Patientinnen und Patienten übersehen. Eine Ursache dafür mag darin liegen, dass »Persönlichkeitsstörung« als klinisches Phänomen aus einer gewissen Distanz beschrieben werden kann, während ein Traumakonzept schwerer psychischer Störungen und Persönlichkeitsveränderungen ein ätiologisches Konzept darstellt. Dieses fordert schnell zu einer Identifikation mit dem Opfer heraus, wobei die Gefahr besteht, sich als Therapeutin oder Therapeut zu sehr hineinziehen zu lassen und sich selbst so zu schwächen, also selbst als Opfer zu empfinden, und die Identifikation zu verweigern. Dafür hat Hans Holderegger (1993) den Begriff der »traumatisierenden Übertragung« verwendet, deren Opfer der Therapeut werden könne und die letztlich auf projektiver Identifikation beruhe.

In den letzten Jahren ist jedoch eine weitgehende Übereinstimmung dieses Zusammenhangs von Traumatisierung und späterer Störung erreicht worden. Heute ist der Gedanke nicht mehr fremd, dass schwer und früh gestörte Patienten oder welche mit einer Borderline-Persönlichkeitsstörung alle massive Traumata erlitten haben (vgl. Rohde-Dachser 1991; Sachsse 1995; Eckert u.a. 2000; Paris 2000). In einer Untersuchung fanden Birger Dulz und Maren Jensen (2000) bei 82 Prozent der stationär behandelten Borderline-Patientinnen und -Patienten körperliche Misshandlung und/oder sexuellen Missbrauch. Unter Einbeziehung schwerer Vernachlässigung stieg der Anteil sogar auf 100 Prozent.

Während Traumata in der Wiederannäherungsphase im Kleinkindalter eher mit der Borderline-Persönlichkeitsstörung zu tun haben, hängen narzisstische Persönlichkeitsstörungen vorrangig mit Deprivationstraumata des Säuglingsalters zusammen (etwa Modell 1976, S. 303). Damit haben wir schon die der Persönlichkeitsstörung zugrunde liegenden Traumaformen benannt; Otto F. Kernberg (1999) fügt mit Kroll (1993) noch das Miterleben körperlicher und sexueller Gewalt anderen Personen gegenüber hinzu.

Modifikationen der psychoanalytischen Psychotherapie wurden seit Langem entwickelt, auch ohne dabei unbedingt die Vorstellung der traumatisierenden Beziehungserfahrungen in der Ätiologie zu berücksichtigen. Wenn man Beziehungserfahrungen, im Extremfall eben auch traumatisierende, für die Ätiologie in den Vordergrund stellt, dann folgt daraus, dass auch das Therapiekonzept die Beziehung als Hauptmedium des therapeutischen Prozesses versteht.

Eine zeitgenössische Hauptströmung der Psychoanalyse verwendet das Konzept der Intersubjektivität. Das zu Verstehende ist nicht mehr der Patient in seinen unbewussten und unintegrierten Anteilen, sondern das von Analytiker und Analysand gemeinsam hergestellte »analytische Dritte« (Ogden 1997). Übertragung und Gegenübertragung sind nur noch das jeweils verschiedene Erleben dieses Dritten von Analysand (»Übertragung«) und Analytiker (»Gegenübertragung«). Auffällig ist es, in welchem Ausmaß sich eine solche moderne psychoanalytische »Technik« (die keine mehr ist) auf die psychoanalytische Kindertherapie bezieht. Donald W. Winnicott, dessen »Spielraum«, in dem sich beide, Analytiker und Analysand, bewegen und etwas Gemeinsames schaffen, ganz auf die psychoanalytische oder psychotherapeutische Beziehung angewendet wird. Insofern ist es für mich nicht übertrieben, dass auch auf der therapeutischen Ebene ein

Anschluss an Ferenczis (1931) *Kinderanalysen mit Erwachsenen* erreicht wurde.

Eine psychoanalytische Psychotherapie Traumatisierter wird heute die Wiedergewinnung der Symbolisierungsfähigkeit, die das Trauma beeinträchtigt oder zerstört hatte, in das Zentrum rücken. Dadurch erhält die therapeutische Beziehung Qualitäten der entwicklungsfördernden frühen Mutter-Kind-Beziehung, mit der eine haltende Umgebung (Winnicott) und eine Symbolisierung mit dem Konzept des Containings verbunden wird: Nichtsymbolisierte Inhalte und insbesondere Affekte werden modifiziert und benannt an den Patienten zurückgegeben. Eingefrorene oder verschüttete, aber auch impulsartig unkontrollierte Affekte werden in der therapeutischen Beziehung wiedererlebt und können so nach und nach unter Ich-Kontrolle gebracht werden. Der Therapeut wird Hilfs-Ich-Funktionen übernehmen, besonders in Form des Grenzensetzens, aber auch beim Aufrichten von inneren Grenzen, nämlich den bei traumatisierten Patienten immer gestörten Selbst-Objekt-Grenzen.

Die Realität des Traumas, aber auch alltäglicher unbewältigter Lebenssituationen werden aktiv benannt, bis hin zum Coaching von interpersonellen Bereichen des Patienten. Neben Techniken der Verwendung von Bildern und Metaphern werden auch spontan psychodramatische Elemente angewandt, um ein affektives Erleben in der therapeutischen Beziehung zu fördern. Persönlichkeitsgestörte bzw. traumatisierte Patienten profitieren sehr von einer analytischen Gruppenpsychotherapie, in der gegenseitige Identifikationen, aber auch direktere Konfrontationen, auch die Möglichkeit der Übertragungsspaltung, einen fördernden Charakter auf die Persönlichkeitsentwicklung ausüben können.

Wenn heutzutage das Trauma bzw. genauer die Traumatisierung als prozesshaft auf die Psyche einwirkendes, destruktives Beziehungsgeschehen in den Sozialwissenschaften und der Psychoanalyse hochaktuell ist, dann darf nicht vergessen werden, dass in den 1960er und 1970er Jahren bereits aus ich-psychologischer Sicht eine lebhafte Diskussion stattfand, sodass man heute eher von einer Renaissance der Traumadiskussion sprechen sollte. Das verdienstvolle Buch von Sidney S. Furst *(Psychic Trauma)*, in dem namhafte psychoanalytische Autoren Aufsätze zur Traumatheorie beitrugen, ist bereits 1967 erschienen. Sowohl im Bereich der therapeutischen Technik als auch in dem der Theorie hatte die Psychoanalyse das »Trauma« immer im Blick, auch wenn sie, zugegeben, in der Nachfolge Freuds lange Zeit die Bedeutung der Beziehungserfahrungen zugunsten der Triebschicksale vernachlässigte.

## Zur Geschichte psychoanalytischer Traumakonzepte

Das Schicksal der Traumakonzepte spiegelt die Geschichte der Psychoanalyse wider: Sie begann als Theorie der Hysterie und wurde damals als Folge innerfamiliärer Traumatisierung betrachtet. Die Dominanz der Triebtheorie ließ später das Trauma nur mehr akzidentell erscheinen. Die Ich-Psychologie nahm ihm dann jede Beziehungsqualität und reduzierte es auf ein rein psychoökonomisch konzipiertes Aufbrechen eines Reizschutzes. Erst heute kann man die bahnbrechende Bedeutung Ferenczis erkennen, die Psychoanalyse als eine Beziehungspsychologie zu begründen.

Ich-Entwicklung, Bildung von Strukturen (insbesondere des Über-Ichs und andere Internalisierungsergebnisse), Kreativität und ihre Hemmung, Charakter- und Persönlichkeitsmerkmale bzw. -störungen sind im positiven wie im negativen Sinne von Beziehungserfahrungen zumindest beeinflusst. Eine ich-psychologische, psychoökonomische Richtung der psychoanalytischen Traumatologie wird sich auf das Freud'sche Denken berufen. Sándor Ferenczi dagegen sieht das Trauma immer objektbeziehungstheoretisch, immer in Beziehungen, er hat die Grundlage gelegt für eine moderne Psychotraumatologie.

### Der frühe Freud

Die Psychoanalyse begann als eine Theorie der Verursachung psychischer Krankheiten durch seelisch-körperliche

Traumatisierungen, die in der Familie und in der Kindheit stattfinden, nicht bewusst erinnert werden können und – deshalb – Symptome produzieren. Sigmund Freud (1896c) nahm 1896 an, dass in jedem Fall einer konversionsneurotischen Symptomatik ein reales sexuelles Verführungstrauma in der Kindheit stattgefunden habe, das verdrängt worden war und in der Adoleszenz aktualisiert in verschlüsselter Form durch die Symptomatik wieder in Erscheinung trete. Die Herkunft Freuds aus der Physiologie und Neuroanatomie lässt ihn – zusammen mit Breuer – eine Abfolge von traumatischen Reizen auf das Nervensystem annehmen, eine adäquate Abreaktion des Reizes bzw. eine Hinderung dieser Abreaktion und dadurch Verursachung von Symptomen, die in ihrer ursächlichen Qualität vorerst verschlüsselt bleiben.

> »Wenn ein Mensch einen psychischen Eindruck erfährt, so wird etwas in seinem Nervensystem gesteigert, was wir momentan die Erregungssumme nennen wollen. Nun besteht in jedem Individuum, um seine Gesundheit zu erhalten, das Bestreben, diese Erregungssumme wieder zu verkleinern. Die Steigerung der Erregungssumme geschieht auf sensiblen Bahnen, die Verkleinerung auf motorischen Bahnen. Man kann also sagen, wenn jemandem etwas zustößt, so reagiert er darauf motorisch. Wenn nun die Reaktion auf ein psychisches Trauma gänzlich unterblieben ist, dann behält die Erinnerung daran den Affekt, den sie ursprünglich hatte. Und wo sich der Mensch des Reizzuwachses nicht durch ›Abreagieren‹ entledigen kann, ist die Möglichkeit gegeben, daß das betreffende Ereignis für ihn zu einem psychischen Trauma wird« (Freud 1893h, S. 192f.).

Die Abreaktion geschieht entweder durch körperliche Reaktion, durch eine Tat, also eine motorische Antwort gegen die Quelle des Traumas, oder durch »kontrastierende Vorstellungen«, mit denen der Traumatisierte sein Selbstwertgefühl (Freud sagt, seine »Würde«) wiederherstellt und den Angreifer entwertet.

»Wir kommen also darauf, [...] daß es sich bei allen Anlässen, welche zu Ursachen hysterischer Phänomene geworden sind, um psychische Traumen handelt, die nicht vollständig abreagiert, nicht vollständig erledigt worden sind. Wir können also sagen, *der Hysterische leidet an unvollständig abreagierten psychischen Traumen*« (ebd., S. 194). Zwei Jahre später, in den *Studien über Hysterie*, formuliert Freud dann den programmatischen, bekannt gewordenen Satz: Wir wissen, »*der Hysterische leide größtenteils an Reminiszenzen*« (Freud 1895d, S. 86), weil »diese Erinnerungen Traumen entsprechen, welche nicht genügend ›abreagiert‹ worden sind« (ebd., S. 89).

Freud ist aber weit davon entfernt, die Verursachung der Neurose als einfache kausale Wirkung des Traumas auf den psychischen Apparat zu verstehen. Die Pathogenese wird komplizierter durch das Konzept der *Nachträglichkeit*: Nicht das reale Erlebnis allein, sondern die »assoziativ geweckte Erinnerung an frühere Erlebnisse« (Freud 1896c, S. 432) verursacht die Krankheit, die abgewehrte »Abkömmlinge unbewußt wirkender Erinnerungen« (ebd., S. 448) sind und durch ähnliche aktuelle Ereignisse wiederbelebt werden, nun aber nicht als Erinnerungen, sondern als deren Verschlüsselungen im neurotischen Symptom wieder auftauchen.

Das Zusammenwirken von realem Trauma, von durch dieses geweckten sexuellen und aggressiven Impulsen sowie der Abwehrtätigkeit der Fantasie wurde von Freud in seiner ganzen Komplexität früh gesehen, sodass Ilse Grubrich-Simitis (1987, S. 998) zu dem Schluss kommt: »Schon das Trauma-Modell in Gestalt der Verführungstheorie postuliert demnach einen komplexen kausalen Zusammenhang, in dem äußere und innere, das heißt soziale, psychische und somatische Bedingungen, vielfältig miteinander vernetzt sind.« Im Grunde kann man also eine starre Trennung von »voranalytischer Zeit« (Sterba 1936, zitiert bei Krutzenbichler 2000, S. 121) der Verführungstheorie und »analytischer« des Ödipuskomplexes nicht aufrechterhalten.

Hier lassen sich bereits die Wurzeln moderner Traumatheorien erkennen: Das überwältigend traumatische Ereignis ist nicht bewusstseinsfähig, nicht symbolisch repräsentiert, es ist verdrängt – Freud hatte noch keine weiteren Formen der abwehrenden Bewältigung zur Verfügung wie Verleugnung, Introjektion, Projektion und Verwerfung (Ausschließung, Exklusion), die alle auf Spaltung beruhen oder zu ihr führen. Das so Abgespaltene äußert sich in Symptomen, und zwar des Körpers wie der Psyche, in tranceartigen Bewusstseinszuständen, die wir heute als Traumafolge und Folge der Dissoziation kennen, in Angstformen, Aggressivität und Sexualisierung sowie ihrer Abwehr.

Freud bemerkte bereits, dass der Traumatisierte zu einer adäquaten Reaktion unfähig ist, dass er dem traumatischen Ereignis *ohnmächtig* gegenübersteht. »Abreagieren« und »erledigen« ersetzen wir heute durch »verarbeiten« und »integrieren«, oft genug ohne eine genaue Definition dieser Begriffe zu geben. Und man kann auch vermuten, dass Freud mit »abreagieren« eine vage Vorstellung davon verband, dass Affekte (wegen ihres überwältigenden Ausmaßes) nicht adäquat entstehen konnten, abgespalten aber ihre symptomerzeugende Wirkung hatten.

Die Verführungstheorie wurde von Freud 1897 aufgegeben; welche Gründe ihn dazu bewogen, ist vielfältig diskutiert worden (vgl. Hirsch 1987; Bohleber 2000, S. 799; Krutzenbichler 2000). Er selbst hat nie konkret angegeben, warum er von der Realität sexueller Traumata in der Kindheit seiner Patientinnen nicht mehr überzeugt war. An die Stelle der realen, traumatisierenden Einwirkung trat nun ein konstitutioneller, erblicher Faktor, der erklären sollte, warum nicht jeder Mensch Opfer seines Ödipus-Komplexes wird.

Manche empfanden es als Geburtsstunde der wahren Psychoanalyse (etwa Kris 1950), denn der Konflikt des infantilen sexuellen Triebes und der aus ihm hervorgegangene Ödipus-Komplex sollten fortan an der Wurzel der Neurose liegen. Freud hat allerdings den Einfluss einer realen äußeren traumatischen Einwirkung auf die Pathogenese der Neurosen immer mehr oder weniger gelten lassen, besonders in seinem Spätwerk, sicher unter dem Einfluss Ferenczis. Allerdings erscheint es bedauerlich, dass Freud statt der gesicherten Realität der Verführung nun einen konstitutionellen Faktor spekulativ einführte und darüber hinaus die Beziehungsdimension zugunsten des Intrapsychischen weitgehend aufgab.

## Das ich-psychologische Traumakonzept

Noch vor der Formulierung des zweiten topografischen Modells (Es/Ich/Über-Ich) wurde von Freud (besonders 1920g) das Ich als Schaltstelle zwischen Triebansprüchen und Forderungen der sozialen Umwelt konzipiert, ein psychischer Apparat, der gegen traumatische Einflüsse einen Schutz entwickelt, der die Überschwemmung des Ichs (heute besser: Selbst) verhindert. Ist aber die Reizmenge, die traumatische Gewalt also, zu stark, dann versagt dieser Reizschutz: »Solche Erregungen von außen, die stark genug sind, den Reizschutz zu durchbrechen, heißen wir *traumatische*« (Freud 1920g, S. 29).

Freud denkt auch an einen Ansturm großer Reizmengen *von innen* und knüpft damit an sein Konzept der Aktualneurosen an, von denen die Angstneurose ohne Einfluss psychischer (unbewusster) Inhalte durch das Einwirken eines gestörten Sexualstoffwechsels auf das Ich hervorgerufen wird. Bei der traumatischen Neurose stammt die übermäßige Reizmenge aus der äußeren Umgebung (Kriegsneurose, Unfallneurose), sie ist »als die Folge eines ausgiebigen Durchbruchs des Reizschutzes aufzufassen« (Freud 1920g, S. 31). Der Schock wirkt jedoch nicht direkt auf die molekulare bzw. histologische Struktur, sondern bezieht seine »Wirkung aus der Durchbrechung des Reizschutzes für das Seelenorgan, der Schreck behält seine Bedeutung auch für uns. Seine Bedingung ist das Fehlen der Angstbereitschaft, welche die Überbesetzung der den Reiz zunächst aufnehmenden Systeme mit einschließt« (ebd.).

Die Angstbereitschaft macht den Reizschutz stark; wenn sie fehlt, kann auch ein geringerer Reiz die Psyche, »das Seelenorgan«, überschwemmen. So bekommt das Trauma – man denke immer daran, dass sich das Trauma aus dem traumatisch wirkenden Ereignis *und* der Reaktion (des Ichs) des Opfers zusammensetzt – immer mehr einen mechanischen Charakter. Ein unpersönlicher Reiz trifft auf das Ich, entweder von außen oder von innen – dabei hat man den Eindruck, dass es völlig sekundär ist oder gar gleichgültig, ob es sich um eine Naturkatastrophe, um den Angriff eines Unbekannten oder eines »nahen Verwandten«, zu dem also eine unter Umständen enge, bedeutsame Beziehung besteht, oder um Triebreize von innen handelt. Wohl leicht spöttisch hat Ernst Falzeder (1984, S. 71; zitiert bei Schuch 1998, S. 8) in diesem Sinne einmal bemerkt: »Das Trauma kommt über das Individuum wie ein Eisenbahnunglück.« Die psychoökonomische Sichtweise tritt also auf Kosten der Beziehungsqualitäten des Traumas völlig in der Vordergrund.

»Einige phasenspezifische infantile Triebäußerungen, Ängste und Konflikte galten ihm [Freud] als prototypische innere Bedingungen, die einem Erleben durch entsprechende äußere Umstände traumatische Wirkung verleihen konnten« (Bohleber 2000, S. 800). Das heißt, die Art des Reizes ist sekundär, die traumatische Wirkung wird vorwiegend vom Verhältnis Reizstärke und Widerstandsfähigkeit des Ichs bestimmt, und das Trauma scheint überhaupt nur durch die bereits vorliegenden inneren Konflikte zustande zu kommen. Für die traumatische Neurose fragt sich Anna Freud (1967, S. 243) in diesem Sinne: »Entstand die überwältigende Bedrohung zuallererst von der externen Umgebung oder gab es eine Konstellation in der inneren Welt, mit der das Ich selbst nicht fertig werden konnte, in einem solchen Ausmaß, dass es vollständig zusammenbrach?«

Das ich-psychologische Modell wurde auch auf die im und nach dem Ersten Weltkrieg aktuellen Kriegsneurosen bezogen. Es sind traumatische Neurosen, die durch einen Ich-Konflikt ermöglicht oder begünstigt werden: Freud (1919d, S. 232) erklärte so, warum vergleichbare traumatisierende Einwirkungen nicht bei jedem gleich starke Symptome erzeugen. Er stellte sich einen Konflikt »zwischen dem friedlichen und dem neuen kriegerischen Ich des Soldaten« (ebd.) vor, es gibt also auch neben dem äußeren einen »inneren Feind«. Diesen Konflikt kann man immerhin auch in Beziehungsdimensionen denken, ziviles und kriegerisches Ich können ja durch Identifikation gegensätzlicher Art entstanden sein.

Beziehungsaspekte haben damals Sándor Ferenczi (1919) und Ernst Simmel (1919) erwogen. Ferenczi spricht von einer »Erschütterung des Selbstvertrauens« und Simmel nimmt neben der Todesbedrohung durch die Kriegsereignisse auch »die Trennungen des Soldaten von den Seinen auf unabsehbare Zeit« und den Anblick der »blutigen, zerrissenen Freundesleichen« (ebd., S. 23) wahr.

Objektbeziehungen spielen bei Simmel auch in einer anderen Hinsicht eine Rolle: Das Leiden des Soldaten versteht er als »durch ungerechte, grausame, selbst komplexbeherrschte Vorgesetzte« hervorgerufen. Der Soldat, »der doch still sein, sich selbst stumm niederdrücken lassen muss von der Tatsache, dass er als einzelner nichts gilt und nur ein unwesentlicher Bestandteil der Masse ist« (ebd.), ist für das Trauma besonders empfänglich. Auch hier findet sich also eine narzisstische Einwirkung, und zwar innerhalb von traumatischen Objektbeziehungen, unter Trennungsbedrohungen und egalisierenden Beziehungen zu Vorgesetzten.

In den *Vorlesungen zur Einführung in die Psychoanalyse* hebt Freud den ökonomischen Charakter der seelischen Vorgänge hervor: »In ihren Träumen wiederholen diese Kranken regelmäßig die traumatische Situation; wo hysteriforme Anfälle vorkommen, die eine Analyse zulassen, erfährt man, daß der Anfall einer vollen Versetzung in diese Situation entspricht. Es ist so, als ob diese Kranken mit der traumatischen Situation nicht fertig geworden wären, als ob diese noch als unbezwungene aktuelle Aufgabe vor ihnen stände« (Freud

1916/17, S. 284). Die bekannte »Ergänzungsreihe« für die »Verursachung der Neurose« besteht aus den sich summierenden (und bei Überschreiten einer gewissen Schwelle zur Neurose führenden) Anteilen: »Disposition durch Libidofixierung« und »akzidentelles Erleben (traumatisches)«.

Das Trauma ist hier also im Sinne eines Auslösers in die Gegenwart verlegt und hat nunmehr im Vergleich zu Disposition und Trieb einen *akzidentellen* Charakter.

In *Hemmung, Symptom und Angst* erweitert Freud (1926d) seine Sicht des Traumas über die der externen Reizüberflutung hinaus. Er stellt die in der Gefahrensituation auftretende *automatische* (traumatische) Angst einer *Signalangst* entgegen, einer aktiven, antizipatorischen Ich-Leistung als Antwort des Ichs auf die *Drohung* einer Gefahr. Diese Signalangst hat den Zweck, eine möglicherweise eintretende Gefahr und damit gerade eine automatische Angst und Traumatisierung zu vermeiden. Das Fehlen der Möglichkeit zur Antizipation ist später für die Dynamik der Extremtraumatisierung aufgegriffen worden. Meines Erachtens hat Freud zu diesem Zeitpunkt wieder ein beträchtliches Maß an Bedeutung realer Einwirkung zugelassen, jedenfalls in ihrem Zusammenwirken mit inneren (Trieb-) Konflikten.

Freud stellt Analogien her zwischen einer äußeren Gefahrensituation (als deren Prototyp er die Reizüberflutung bei der Geburt annimmt) und dem Verlust der beschützenden Mutter, dem Verlust der Liebe der Mutter, weiterhin dem Verlust des Penis (Kastration) und schließlich dem Verlust des Wohlwollens des Über-Ichs (siehe weiter unten zur Bedeutung der Introjekte). Ob ein gegebener Reiz zu einem psychischen Trauma führt, hängt von der Ich-Stärke und einigen Ich-Funktionen ab, zum Beispiel Antizipation, Gedächtnis, motorische Kontrolle, Realitätseinschätzung etc., ebenso von bestimmten Ich-Schwächen oder übermäßigen Empfindlichkeiten aufgrund von früheren Ereignissen in der individuellen Geschichte. Dazu kommt, wieweit die äußere

Gefahrensituation an innere Triebreize erinnert und beide zusammenwirken. Angst ist nicht mehr nur Triebangst (Kastrationsangst), sondern auch Verlustangst, Trennungsangst, wird also durchaus in Beziehungsaspekten gedacht.

Gegen Ende seines Lebens versuchte Freud, die besonderen Einflüsse der Traumata auf die neurotischen Phänomene herauszuarbeiten:

> »Die Wirkungen des Traumas sind von zweierlei Art, positive und negative. Die ersteren sind Bemühungen, das Trauma wieder zur Geltung zu bringen, also das vergessene Erlebnis zu erinnern, oder noch besser, es real zu machen, eine Wiederholung davon von neuem zu erleben, wenn es auch nur eine frühere Affektbeziehung war, dieselbe in einer analogen Beziehung zu einer anderen Person neu wiederaufleben zu lassen. Man faßt diese Bemühungen zusammen als *Fixierung* an das Trauma und als *Wiederholungszwang*« (Freud 1939a, S. 180).

Hier also findet sich ein interpersonelles Konzept des Wiederholungszwangs, im Gegensatz zum rein psychoökonomischen von *Jenseits des Lustprinzips* (Freud 1920g, S. 32), wo Freud bemerkt: Der Angsttraum sucht »die Reizbewältigung nachzuholen«. In Ferenczis Sinne enthielte der Wiederholungszwang dagegen die Hoffnung, eine liebende Beziehung zum Täter wiederzugewinnen, eine Hoffnung, er möge sich (wie durch ein Wunder) zum kindgerecht liebenden Vater wandeln, ein Moment, das ich für die wichtigste Wurzel des Wiederholungszwangs halte (vgl. Hirsch 1997, S. 126).

In der Nachfolge Freuds ergänzten verschiedene Autoren die ich-psychologischen Vorstellungen: Phyllis Greenacre arbeitete (1950) eine »Phasenspezifität« des Traumas aus: Ob ein Ereignis traumatisch wirke, hänge von der Entwicklungsphase ab, in der es geschehe, man denke zum Beispiel an sexuellen Missbrauch in der ödipalen Phase, in der er eine starke traumatische Wirkung habe. Joseph Sandler (1967) entwickelte das Konzept des »retrospektiven Traumas«; damit ist gemeint, dass die Wahrnehmung einer besonderen aktuellen Situation Erinnerungen an frühere Erfahrungen hervorruft, die erst unter den gegenwärtigen Bedingungen traumatisch werden, also eine Weiterentwicklung von Freuds Nachträglichkeit.

Im selben Sinne hat Alfred Lorenzer (1966) für die traumatische Neurose eine Latenzzeit von oft vielen Jahren zwischen dem traumatischen Ereignis und dem Ausbruch der Symptomatik beschrieben. Edward Glover (1929) forderte, dass traumatische Erinnerungen auch eine Deckfunktion haben könnten, ähnlich wie Deckerinnerungen, die ein anderes wichtigeres oder gefährlicheres Ereignis, das nicht erinnert wird, überlagern. Tatsächlich findet man häufig eine zweizeitige Traumatisierung. So folgt beispielsweise auf eine frühe Vernachlässigung die spätere physische Misshandlung, auf ein »Mutter-Trauma« folgt so ein »Vater-Trauma«. Oder ein Trauma (etwa sexueller Missbrauch durch den Vater), das der Amnesie verfallen ist, wird überdeckt von einem erinnerten (etwa Verhaftung des Nazi-Vaters nach dem Krieg; Hirsch 1997, S. 282).

Ernst Kris (1956) hat ein Schock-Trauma von einem »Strain-Trauma« unterschieden, »strain« verstanden als eine unterschwellige, aber andauernde Einwirkung im Sinne einer Dauerbelastung. Dieser Begriff hat eine heftige Diskussion hervorgerufen. Harold P. Blum (1986) merkte an, dass sich der Terminus »strain« auf lang dauernde pathogene Einflüsse beziehe und dass Strain zusätzlich eintretende Schocktraumata potenzieren könne, ebenso wie Schocktraumata unvermeidlich nachfolgende Straineinwirkungen hervorriefen.

Blum wollte alle Faktoren, die zu einer psychischen Störung führen können, in einem multifaktoriellen Sinne zusammen sehen:

- die angeborene Ausstattung des Kindes wie Triebe und Temperament,
- Empfindlichkeiten oder Ich-Stärken,

- die Entwicklungsphasen, in denen das Trauma eintritt,
- die Reaktion der sozialen Umgebung,
- der Einfluss von vorhergehenden oder späteren Entwicklungsphasen sowie
- die Bedeutung der Fantasien müssten berücksichtigt werden.

Insofern ist die Suche nach einem isolierten ursprünglichen Trauma oder einem spezifischen traumatischen Ereignis reduktionistisch und berücksichtigt die Komplexität und Überdeterminierung psychischen Lebens nicht (Neubauer 1967). Insbesondere bei traumatischen Einwirkungen in der Familie kann man meines Erachtens das traumatische Ereignis von der Beziehung zwischen Täter und Opfer, aber auch von diesen zu allen anderen Familienmitgliedern überhaupt nicht trennen. Der traumatische Akt in der Familie ist deshalb immer mit extremer Trennungsbedrohung verbunden, das heißt Drohung der Vernichtung der Beziehung zum Täter, mit einer Vernichtungsangst, die wir auch von Extremtraumatisierten im Erwachsenenalter kennen.

Alfred Lorenzer (1966, S. 491) arbeitet brillant den Einfluss verschiedener sozialer Umgebungen auf die Ausformung einer traumatischen neurotischen Reaktion aus. Von der sozialen Umgebung hänge es ab, wie die Symptomatik ausgebildet würde. Er hält eine »grundsätzliche Abtrennung« zwischen traumatischer und Psychoneurose für möglich: »Zur traumatischen Neurose können nur Verläufe zählen, bei denen die pathogenetisch bedeutsame Umstrukturierung in der traumatischen Situation im Erwachsenenalter erfolgt.« Mit Jacob A. Arlow (1969; zitiert bei Oliner 1996, S. 14) kann man aber sagen, dass das Innen und Außen nie getrennt zu betrachten sind: »Es besteht eine gegenseitige und reziproke Wirkung zwischen dem Druck unbewußter Phantasiebildung und Sinnesreizen, vor allem solchen aus der Außenwelt. [...] Äußere Ereignisse stimulieren und organisieren das Wiederauftauchen unbewußter Phantasien.«

## Frühkindliche Traumata

Von entsprechenden Zuständen im Säuglingsalter, also von Traumaformen im frühen Kindesalter, hat die Psychoanalyse seit Langem Vorstellungen entwickelt. Willi Hoffer (1952, S. 38) nennt Zustände von Hilflosigkeit und »innerem Stress« ein »silent trauma«. Früh hat auch Laurel Bryce-Boyer (1956) die Funktion der Mutter als Reizschranke sowohl gegen innere wie äußere Reize gesehen. Mängel in dieser »maternal barrier« führen zu Ich-Schwäche und Störungen der Differenzierung von Ich und Es, wie man damals sagte, heute würde man eher die Differenzierung von Selbst, äußeren Objekten, Körper und Affekten in den Vordergrund stellen.

Masud M.R. Khan (1963) entwickelt den Gedanken weiter, sich an Winnicott (1956) orientierend: Wenn die Mutter sich nicht genügend an die anaklitischen Bedürfnisse des Kindes anpassen kann, kommt es zu wiederholten Reizüberflutungen, die für sich genommen noch nicht ein Trauma bilden, aber durch Summation zu einem *kumulativen Trauma* werden. Dabei geht es nicht darum, ob es eine »gute« oder »schlechte« Mutter ist, sondern um eine bestimmte Form des Wechselspiels zwischen Mutter und Säugling, bei dem es allerdings zu einem Versagen der Umweltfürsorge kommen kann, wenn sich die persönlichen Bedürfnisse und Konflikte der Mutter störend auf diese Rolle auswirken. Der Säugling identifiziert sich mit der Mutter, die die *frühreifen Ich-Funktionen* gratifiziert, dadurch wird eine Einheit mit der Mutter simuliert. Die Sorge des Kindes um die Mutter ist aber keine echte Objektbeziehung, das Einverständnis zwischen Mutter und Kind ist ein trügerisches.

Beim kumulativen Trauma sind es kleinere Reizmengen, die in der Summe traumatisch wirken, weil der Reizschutz *durch die Mutter* versagt. Es können aber auch verschiedene traumatische Einwirkungen aufeinander folgen, sodass die gravierenden Symptome auf ihre Summierung zurückzuführen sind: Hans Keilson (1979) untersuchte überlebende jüdische Kinder, die während der Okkupation der Niederlande durch die Nazi-Deutschen zum

Teil über Jahre versteckt worden waren (»hidden children«), und entwickelte das Konzept der »sequenziellen Traumatisierung«. Auch dabei ist als ein Traumafaktor natürlich der fehlende »Reizschutz« von außen, also das Defizit an Beziehungen zu wohlmeinenden, schützenden Erwachsenen zu sehen, die vor allem die Verwirrung des Kindes angesichts der unverstehbaren Realität des Terrors beseitigen helfen könnten.

Als ein erstes Trauma für diese Kinder definiert Keilson die Trennung von den Eltern (in welchem Lebensalter auch immer), ein zweites Trauma stellt die ständige Verfolgung – und das heißt auch für ein Kind Todesbedrohung – im Versteck bei den fremden Familien dar. Die dritte Sequenz ist in den Schäden zu sehen, die die Kinder nach dem Krieg durch Trennung von den Pflegefamilien und durch mangelhafte Betreuung in den Institutionen erlitten. Die verschiedenen Traumaformen bedingen einander, sie bauen aufeinander auf und potenzieren sich unter Umständen.

Als Hauptbefund ergab sich eine Übereinstimmung mit dem klinischen Eindruck: Der Zusammenhang der Traumatisierung in der jüngsten Altersgruppe mit der häufigsten Entwicklung von charakterneurotischen Persönlichkeitsmerkmalen wurde bestätigt. Allerdings war das Wesen der zweiten traumatischen Sequenz (direkte Verfolgung) mit dem der dritten (Schäden durch inadäquate Rehabilitation) nicht vergleichbar. Außerdem beeinflusste die »Antwort des Pflegemilieus« entscheidend die Traumatisierungen der früheren Sequenzen. Das Prinzip der Nachträglichkeit wurde bestätigt: Die innere und äußere Konfliktlage des Waisenkindes kam erst nach dem Kriege zur Entfaltung, Identitäts-, Loyalitäts- und Trauerproblematik entwickelten sich erst jetzt. Durch die Forschungen Keilsons wurde deutlich, dass auch die Extremtraumatisierung als Entwicklungstrauma zu verstehen ist, das heißt als komplexes Beziehungstrauma, da Entwicklung sich immer im Kontext von Beziehungen vollzieht.

René A. Spitz (1965) beschrieb extreme Mangelzustände bei Heimkindern durch den Entzug affektiver Zufuhr. Das Resultat einer partiellen affektiven Deprivation ist die sogenannte anaklitische Depression, beim totalen Entzug affektiver Zufuhr entstehen schwere Heimschäden, psychischer Hospitalismus. Ebenso stellte John Bowlby (1960) fest, dass ein gewisser Betrag affektiver Stimulierung für die Ich-Es-Differenzierung, für die Entwicklung verschiedener Ich-Funktionen, für die Differenzierung von Selbst und äußeren Objekten sowie für die Erlangung von Objektkonstanz notwendig ist.

Bowlby (1973), der Begründer der Bindungstheorie und als solcher nach langer Zeit inzwischen auch von der psychoanalytischen Community anerkannt, untersuchte besonders Verlust- und Trennungserfahrungen im sehr frühen Alter. Heinz Müller-Pozzi (1984, S. 103) schließlich stellt in diesem Zusammenhang den Objektaspekt ganz in den Vordergrund und spricht vom »Entwicklungstrauma«. Eine ähnliche subtile Form der Deprivation beschreibt André Green in *Die tote Mutter* (1983) als Erfahrung des jungen Kindes mit einer äußerlich anwesenden, innerlich aber aufgrund einer chronischen Depression abwesenden Mutter. In der Identifikation mit der »toten Mutter« (besser: deren Introjektion) entsteht eine Leere, die Green zufolge durch Hass und frühzeitige erotische Erregung gefüllt wird, teilweise auch durch frühreife intellektuelle Aktivitäten.

Heute gehen Peter Fonagy und Mitarbeiter (2003, S. 441) so weit, ein »attachment trauma«, also ein Bindungstrauma, zu deklarieren, das praktisch allen Borderline-Persönlichkeitsstörungen zugrunde liege. »Verschiedene Arten der Traumatisierung [spielen] eine signifikante Rolle in der Psychogenese der Persönlichkeitsstörung«, dabei kommt es zu einer »Persistenz des Modus der psychischen Äquivalenz [...], verbunden mit früher psychologischer Vernachlässigung«. Die Autoren verstehen die mangelnde Fähigkeit der interpersonellen Interpretation und ungenügende Mentalisation als Traumafolge (ebd.). »Die Persistenz des Traumas ist das Ergebnis der Erfahrung des Traumas in einer nicht mentalisierten Weise« (S. 447).

Das bedeutet, dass ein »Trauma«, also ein traumatisches

Ereignis, Bindungs- und Mentalisierungsfunktion beeinträchtigt, aber die Repräsentanzen von Selbst und Beziehung umso eher wiedergewonnen werden, je stärker die Persönlichkeit auf einer Basis der sicheren Bindungserfahrung ruht.

## Der Pionier der psychoanalytischen Psychotraumatologie: Sándor Ferenczi

Mitte der achtziger Jahre des 20. Jahrhunderts war das gesellschaftliche Bewusstsein, das die Identifikation mit dem misshandelten und missbrauchten Kind, dem Opfer, ermöglichte, so weit entwickelt, dass einige Patientinnen in den psychotherapeutischen Vorgesprächen berichten konnten: »Ich bin von meinem Vater (oder einem anderen Familienmitglied) in der Kindheit sexuell missbraucht worden!« In einer Zeit, als drei so betroffene Patientinnen in meiner Praxis eine Psychotherapie machten, erschien 1984 das Buch von Jeffrey M. Masson *Was hat man dir, du armes Kind, getan?*.

Masson versuchte nachzuweisen, dass Freud seine »hysterischen« Patientinnen verraten habe, ein in seiner Tendenz über weite Strecken sehr zweifelhaftes erstes Beispiel von »Freud Bashing«. Masson integrierte aber in seinen Band den vermächtnisartigen Aufsatz Ferenczis aus dem Jahre 1933 »Sprachverwirrung zwischen den Erwachsenen und dem Kind«, den ich begeistert verschlang, die Lektüre war ein richtiges Aha-Erlebnis. Dieser nur zehn Druckseiten umfassende Aufsatz wurde für mich zu einer Art »Bibel« der psychoanalytischen Traumatologie. Ferenczi war einer der kreativsten Schüler Freuds, er führte mit ihm den umfangreichsten Briefwechsel. Beide tauschten lange Zeit ihre Ideen aus und ergänzten einander. Sie ergänzten sich auch insofern, als Freud nicht gern die Mutter in der Übertragung war (Cremerius, 1983; Janus 1988, S. 13), er war mehr ein patriarchalisch väterlicher Lehrer, während Ferenczi eher mütterliche Züge trug, die auch zu einer veränderten therapeutischen Haltung führten.

Ferenczi hatte offenbar eine besondere Fähigkeit, zu schwerer gestörten, persönlichkeits- oder präödipal gestörten, eben früh traumatisierten Patientinnen und Patienten eher einen Zugang zu finden. Insofern war er eine Art Alter Ego Freuds. Damit wird auch Freuds Ambivalenz Ferenczi gegenüber begründet sein, mit der er seine technischen Experimente verfolgte: Versuche, eine gewährende Situation der Entspannung, »Relaxation«, der Verwöhnung sogar, herzustellen, die auch körperliche Zärtlichkeit einschloss. Versuche auch der mutuellen Analyse, das heißt der gegenseitigen gleichberechtigten Analyse, von Sitzung zu Sitzung abwechselnd. Experimente, die natürlich die psychoanalytische Gemeinschaft auf den Plan riefen.

Ferenczi (1985) selbst hat, wie wir aus seinem klinischen Tagebuch wissen, sehr um neue Formen der Therapie gerungen und mindestens die mutuelle Analyse später praktisch verworfen, mit der er die Autorität und oft auch heuchlerische, arrogante Überlegenheit des Analytikers konterkarieren wollte.

Der andere Bereich der »Dissidenz« Ferenczis war theoretischer Natur und gipfelte in seinem erwähnten Vortrag über die »Sprachverwirrung«. Der ursprüngliche Titel vermittelt noch klarer, worum es Ferenczi dabei ging: »Die Leidenschaft der Erwachsenen und deren Einfluß auf Charakter und Sexualentwicklung der Kinder.« Die Leidenschaft war natürlich die Erwachsenensexualität, die durch den Missbrauch dem Kind und seinem längst nicht entwickelten Körper gewaltsam übergestülpt wird. Und nicht mehr die Triebe des Kindes und die Konflikte mit ihnen waren für psychische Störungen verantwortlich, sondern die traumatischen Einwirkungen der Erwachsenen auf das Kind, das nun allerdings in einen massiven Beziehungskonflikt geriet und mit seiner Psyche Abwehrmaßnahmen ergreifen musste, die einen massiven Einfluss auf die auch unbewusste Fantasiewelt des Kindes nahmen.

Die Psychoanalyse war so auf den Kopf gestellt, der Trieb des Kindes spielte keine Rolle mehr, wohl aber seine Liebe, seine Beziehungen zum Vater und zur Mutter, während das Trauma (nicht nur, aber besonders auch das sexuelle) wieder am Anfang der psychischen Störung lag, wie es Freud vor dem Aufgeben der Verführungstheorie konzipiert hatte. Der Kern der Differenz zwischen Freuds und Ferenczis Psychoanalyse liegt im Gegensatz von einer »Ein- und einer Zwei- (bzw. Mehr-) Personen-Psychologie« (Balint 1949; Cremerius 1983).

Im Laufe der Entwicklung der Traumakonzepte innerhalb der Psychoanalyse kann man verschiedene Stadien unterscheiden: Die rein ökonomische Auffassung des Traumas behandelt das Ich oder das Selbst wie einen Apparat, der von derart großen Reizmengen überrollt wird, dass der Reizschutz nicht ausreicht. Etwa als ob ein elektronisches Gerät durch Blitzschlag zerstört oder jedenfalls in seinen Funktionen massiv beeinträchtigt wird, da der Sicherungsschutz nicht ausreichte. Auch eine »strukturelle Traumahypothese« (Balint 1969) bleibt noch beim Individuum, denn nach dieser Vorstellung würde das äußere Ereignis die Spannung zwischen den intrapsychischen Instanzen (Es, Ich, Über-Ich) verstärken und diese Spannungssteigerung würde traumatisch wirken. Diese Idee erinnert an die Vorstellung aus Ferenczis Konzepten, dass die ursprünglich äußere, dann aber introjizierte Gewalt nämlich ein dem Trauma entsprechendes, Über-Ich-artiges Introjekt bildet, das wahrhaft die »Spannung« zwischen Über-Ich und Ich verstärkt (ich komme noch einmal darauf zurück).

Freud hat eigentlich nur in zwei Bereichen die isolierte Betrachtung des Individuums verlassen: Bei der Über-Ich-Bildung sind die Werte und Normen der Erwachsenen, mit denen das Kind sich identifizieren wird, tatsächlich erst einmal »außen«, sie werden vom Kind verinnerlicht. Und der andere Bereich findet sich in Freuds bedeutendem Aufsatz *Trauer und Melancholie* (1917e), mit dem er eigentlich die Objektbeziehungstheorie begründete: Der Verlust eines Liebesobjekts führt bei der Melancholie zu einer »narzißtischen Identifikation« (wir würden heute sagen: zu einem traumatischen Introjekt), wenn nicht durch genügend Trauerarbeit (ein sehr schöner Begriff, den Freud geschaffen hat) eine psychische Ablösung vom verlorenen Objekt möglich ist. Aber in beiden Bereichen gibt es zwar ein äußeres Objekt, doch dies *handelt* nicht!

Freud fragt fast nie, auf welche Weise die Eltern dem Kind welche Über-Ich-Inhalte vermitteln, ob in vielleicht sadistischer oder aber übermäßig gewährender, verwöhnender Weise. Und auch im Falle des traumatischen Verlusts handelt das Objekt sozusagen nicht verantwortlich, es verschwindet, es stirbt vielleicht. Trotzdem ist für Ferenczi diese Arbeit über die Internalisierung und Introjektbildung des verlorenen Objekts neben der Theorie der Über-Ich-Bildung einer der Grundpfeiler seines sich entwickelnden Konzepts der Internalisierung von Beziehungserfahrung gewesen.

Mitte der zwanziger Jahre legt Freud die Grundlagen der Ich-Psychologie, während Ferenczi seine Aufmerksamkeit auf die pathogenen Beziehungsqualitäten von Eltern und dem sich entwickelnden Kind richtet. So beobachtet er reale Kastrationsdrohungen, denen das Kind ausgesetzt ist (Ferenczi 1926a; 1926b), also konkrete Drohungen des Erwachsenen, Körperteile des Kindes abzuschneiden. Nicht nur überstimulierende Einwirkungen, auch die Abwesenheit von Bezugspersonen, besonders des Vaters, wird von ihm als traumatogen, als Beispiel von Mangelversorgung erkannt.

In einer Arbeit mit dem schönen Titel *Die Anpassung der Familie an das Kind* von 1927 beschreibt Ferenczi (1927) traumatisierende Faktoren der frühen Kindheit wie ungeschickter Umgang mit der Entwöhnung, der Reinlichkeitserziehung und besonders der Austreibung der »schlechten Gewohnheiten« der Kinder – also der Masturbation, ein Wort, das damals »gewöhnlich maßloses Entsetzen« (ebd., S. 357) erregte, natürlich das Entsetzen der Erwachsenen, während diese Tätigkeit für das Kind primär harmlos sei. Einmal verwendet Ferenczi (1927, S. 363) explizit das Freud'sche Modell der Über-Ich-Bildung zur Untersuchung der Internalisierung traumatischer Gewalt: Ein regelmäßig geprügelter Junge greift zur Abwehrform der Identifikation, und zwar zu einer Täter-Identifikation (vgl. Hirsch 1996):

> »Wenn man ihn prügelte, begann er plötzlich ganz bewußt zu denken: ›Wie hübsch wird das sein, wenn ich Vater sein und mein Kind prügeln werde!‹ So zeigte er, daß er in seiner Phantasie schon damals die künftige Vaterrolle annahm. Solche Identifikation bedeutet eine Veränderung in einem Teil der Persönlichkeit. Das ›Ich‹ ist um eine Erwerbung aus der Umwelt bereichert, die nicht ererbt war. Dies ist auch die Art, in der man gewissenhaft wird. Zuerst hat man Angst vor der Strafe, dann identifiziert man sich mit der strafenden Autorität. Dann mögen der wirkliche Vater und Mutter ihre Bedeutung für das Kind verlieren, es hat sich in seinem Inneren eine Art inneren Vater und Mutter aufgerichtet. So kommt das zustande, was Freud das Über-Ich nennt.«

Hier holt Ferenczi das nach, was Freud fast immer vermeidet: Die Eltern vermitteln schließlich *ganz bestimmte* Über-Ich-Inhalte in *ganz bestimmter* Weise, oft über Jahre, und leider eben auch traumatisierend. Ferenczi greift also auf die Über-Ich-Bildung, wie sie Freud entwickelte, zurück, um auch traumatische Internalisierungsprozesse zu konzipieren.

In seinem letzten, skandalerregenden Vortrag von der *Sprachverwirrung zwischen den Erwachsenen und dem Kind* knüpft Ferenczi (1933) direkt an die Verführungstheorie Freuds aus den *Anfängen der Psychoanalyse* an: »Vor allem wurde meine schon vorher mitgeteilte Vermutung, daß das Trauma, speziell das Sexualtrauma, als krankmachendes Agens nicht hoch genug veranschlagt werden kann, von neuem bestätigt« (S. 517).

Schon vor Anna Freud (1936) formulierte Ferenczi den Abwehrmechanismus der Identifikation mit dem Aggressor. Aber bei Anna Freud ist es ein Abwehrmechanismus, der das gekränkte Ich durch Identifikation mit dem mächtigen Erwachsenen, der eher imitiert wird, wieder aufrichtet. Bei Ferenczi dagegen handelt es sich um einen lebenswichtigen

Vorgang, der dementsprechend elementar die Identität des Opfers verändert (vgl. Hirsch 1996, 1997). Es ist eher eine Unterwerfung, ein Akzeptieren des traumatischen Systems, ein introjektives Hineinnehmen des Täters, dessen Bild dadurch – weil er ja auch lebensnotwendig gebraucht wird – »gut« bleiben kann, als liebender Vater zum Beispiel, während das Böse, das in der traumatischen Gewalt enthalten ist, und die Schuld des Täters in das Kind bzw. das Opfer gelangt. Dort wirkt es fortan selbstwerterniedrigend und regelmäßig Schuldgefühle verursachend – das Opfer empfindet das Schuldgefühl, das der Täter nicht haben kann.

Ferenczi (1933, S. 518f.) fährt fort:

> »Tatsächliche Vergewaltigungen von Mädchen, die kaum dem Säuglingsalter entwachsen sind, ähnliche Sexualakte erwachsener Frauen mit Knaben [...] gehören zur Tagesordnung. [...] Der erste Impuls wäre: Ablehnung, Haß, Ekel, kraftvolle Abwehr. [...] Dies [...] wäre die unmittelbare Reaktion, wäre sie nicht durch eine ungeheure Angst paralysiert [...] *Doch dieselbe Angst* [...] *zwingt sie automatisch, sich dem Willen des Angreifers unterzuordnen, jede seiner Wunschregungen zu erraten und zu befolgen, sich selbst ganz vergessend sich mit dem Angreifer vollauf zu identifizieren.* Durch die Identifizierung, sagen wir Introjektion des Angreifers, verschwindet dieser als äußere Realität und wird intrapsychisch, statt extra-; [...] in der traumatischen Trance gelingt es dem Kind, die frühere Zärtlichkeitssituation aufrechtzuerhalten. Doch die bedeutsamste Wandlung, die die ängstliche Identifizierung mit dem erwachsenen Partner im Seelenleben des Kindes hervorruft, ist die Introjektion des Schuldgefühls des Erwachsenen. [...] Erholt sich das Kind nach solcher Attacke, so fühlt es sich ungeheuer konfus, eigentlich schon gespalten, schuldlos und schuldig zugleich, ja mit gebrochenem Vertrauen zur Aussage der eigenen Sinne.«

Über die überwältigende Gewalterfahrung, den Verrat der Beziehung und die Verlustdrohung hinaus ist einer der wirksamsten Faktoren der Traumagenese die Abwesenheit eines

Dritten, der dem Opfer die Qualität des Traumas und die Realität seiner Wahrnehmung bestätigen könnte. Das Kind, für das das »Alleinsein ohne mütterlichen oder sonstigen Schutz und ohne ein erhebliches Quantum an Zärtlichkeit unerträglich ist« (Ferenczi 1933, S. 520), sucht sich durch Introjektion den missbrauchenden Vater erträglich zu machen, kann aber auch auf eine *andere* Beziehung als Schutz nicht zurückgreifen, um das Trauma zu mildern bzw. vor allem um die Verwirrung, die Konfusion über das Unklare der Realität, der es ausgesetzt ist (Gewalt oder Liebe, kindliche Zärtlichkeit oder Erwachsenensexualität) zu vermeiden. Die Beziehung zur Mutter sei »nicht intim genug, um bei ihr Hilfe zu finden« (ebd., S. 519f.).

Man muss betonen, dass dieses Moment, völlig alleingelassen dem Täter und seiner Gewalt ausgesetzt zu sein, ganz wesentlich zum Ausmaß der Traumatisierung beiträgt, denn je weniger Außenbeziehungen hilfreich relativieren können, desto eher wird das Kind bzw. das Opfer der Gewalt überwältigt und gezwungen, sich kindlich liebend vom Täter die einzige narzisstische Zufuhr zu erhoffen. Das eigentliche Trauma ist also die *Beziehungsverweigerung durch den Täter* (Balint 1969; Haynal 1989).

Ähnlich sehen es auch Dori Laub und Nanette C. Auerhahn (1993, S. 287, zitiert bei Volz-Boers 1999, S. 1149): »Beim Trauma schaut die innere Mutter stets zu, sie lässt den Angriff zu, oder sie versäumt es zumindest, ihn zu verhindern [...].« Nicht umsonst greift Leonard Shengold (1989) den Begriff des *Seelenmords* wieder auf, der ursprünglich von Anselm von Feuerbach für den Fall Kaspar Hausers verwendet wurde, um die »mind distorting« zu beschreiben, einer Gehirnwäsche entsprechende Wirkung derartiger identitätszerbrechender Konfusionsvorgänge von Liebe und Gewalt, die Selbstgefühl und Realitätssinn gründlich erschüttern.

Im Zentrum der Traumakonzeption Ferenczis steht das Ergebnis der Internalisierung der Gewalt, nämlich das unassimilierte Introjekt, der Fremdkörper, der wie ein malignes Über-Ich Schuldgefühle verursacht und zur Identifikation zwingt. Zur Illustration der für die Internalisierung von Gewalt so zentralen Mechanismen der Implantation, Introjektion und Identifikation mit dem Aggressor möchte ich folgende Grafik erläutern:

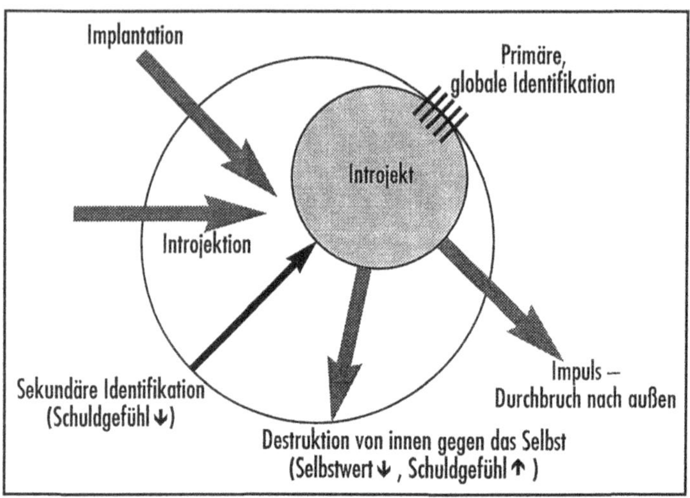


*Formen der Internalisierung und Identifikation*

Der äußere Kreis soll das Selbst und seine Grenzen bezeichnen; der innere, dunkel schraffierte, stellt das traumatische Introjekt dar, das Ergebnis der Introjektion (Pfeil von links), der die Implantation der Gewalt durch den Täter (Pfeil von links oben) vorangeht. Das nicht assimilierte Introjekt verschmilzt mit dem Selbst in einer primären, globalen Identifikation, einer masochistischen Opfer-Identifikation (die Aufhebung der Grenze zwischen Selbst und Introjekt wird durch die schraffierten Balken rechts oben symbolisiert). Das Introjekt wirkt wie ein feindliches, Schuldgefühle machendes und selbstwerterniedrigendes Über-Ich von innen gegen das Selbst und setzt so die Gewalt des Täters fort. Das Introjekt kann sich auch als unkontrollierter Impuls direkt nach außen gegen andere Objekte wenden, Aggressionen gegen Schwächere, die eigenen Kinder beispielsweise.

Eine weitere Möglichkeit der Wirkung des Introjekts geht auch über die Selbst-Grenzen hinaus in die folgenden Generationen hinein, wo es gleichsinnig (wieder entwertend, Schuldgefühle machend) auf die Nachkommen wirkt. Der Pfeil von links unten hin zum Introjekt bezeichnet eine sekundäre Identifikation, auch Täter-Identifikation: Die sadistische Form der Identifikation ahmt den Täter nach, gibt ihm nachträglich Recht (»Mir haben die Prügel nicht geschadet, also prügele ich meine Kinder auch!«), das Resultat ist Verminderung des Schuldgefühls, Wendung der verinnerlichten Gewalt gegen Schwächere – die wiederum Opfer werden.

Die Grundidee des Traumas bei Ferenczi scheint mir zu sein, dass sich das Kind durch die massiven Abwehroperationen der Introjektion der Gewalt und der Identifikation mit dem Aggressor selbst dadurch zu retten versucht, dass es die für es lebensnotwendige Beziehung zu erhalten sucht, indem es sich selbst die Ursache der Gewalt, des Bösen und die Schuld dafür zuschreibt. Die Tragik liegt darin, dass das Kind von den lebensnotwendig gebrauchten Eltern misshandelt oder missbraucht wird, Eltern, deren Bild es sich als genügend gut erhalten muss, koste es, was es wolle, auch um den Preis der Selbstaufgabe.

Wie wir aus der Traumaforschung erwachsener Opfer heute wissen, finden auch bei Folter und KZ-Haft oder bei Entführungen als Beispiele von Akut- und Extremtraumatisierung regressive Prozesse statt, die eine frühe Form der Objektbeziehung, verbunden mit totaler Abhängigkeit, entstehen lassen, sodass auch das erwachsene Opfer tragischerweise im Täter die alleinige Quelle noch möglicher narzisstischer Zufuhr erlebt (vgl. Eissler 1968; Amati 1977). Ebenso lässt sich die Internalisierung politischer Gewalt als Abfolge von Implantation und Introjektion beschreiben: »Das totalitäre Regime […] dringt gewaltsam in die psychische Welt ein, etabliert sich als verinnerlichtes System, […] als Struktur des Subjekts.« Das Ergebnis, das Introjekt also, nennen die Autoren »tyrannische Instanz« (Amigorena & Vignar 1977, S. 610).

Während Introjektion und Identifikation Abwehrleistungen des Ichs sind, geht die Gewalt ursprünglich vom äußeren Objekt aus, das dem Opfer die Gewalt, die dann introjiziert wird, von außen implantiert (Hirsch 1995).

In seinem klinischen Tagebuch beschreibt Ferenczi (1985, S. 124) noch einen anderen Vorgang, der der Implantation des Bösen folgt, ein Berauben des Guten nämlich, des stillen Glücks des kindlichen Opfers, sodass hier der Grund für die von den Patientinnen und Patienten später beschriebene Leere des Lebendig-Tot-Seins gesehen werden kann: »Zugleich aber saugt sozusagen der Aggressor ein Stück, das heißt das ausgedrängte Stück des Opfers in sich ein […]. Ein Teil des Giftes wird einer anderen Person implantiert […], zugleich annektiert der Aggressor […] die naive, angstlose, ruhige Glückslage, in der bis dahin das Opfer lebte.« Dies ist ein Vorgang, der sich im Vampir-Mythos niedergeschlagen hat und »Untote« produziert.

Erst viel später spricht Christopher Bollas (1987) im selben Sinne von »extraktiver Introjektion«. Hierdurch, aber auch durch die Unterwerfung, wird das missbrauchte Kind »zu einem mechanisch-gehorsamen Wesen« (Ferenczi 1933, S. 520). Hier ist der Grundgedanke gelegt für das »Abschalten« der Affekte des Opfers während des Missbrauchs und auch später als Charakterzug (vgl. Hirsch 1987), also Erscheinungen der Dissoziation.

Ferenczi nennt es »lebendig-tot« (1933), bei Opfern extremer Traumata spricht man vom »Automatisieren« (Ahlheim 1985, S. 351) bis hin zum Syndrom der »Muselmänner« der KZ-Häftlinge (Krystal 1968, S. 34; Bettelheim 1979; de Wind 1968). Auch das kompensatorische frühreife und übertriebene Ausbilden von bestimmten einzelnen Ich-Funktionen beobachtete schon Ferenczi (1933, S. 522), er spricht vom »Aufblühen neuer Fähigkeiten nach Erschütterung«; neben der eintretenden Regression sieht man eine »traumatische […] Progression oder Frühreife«. Heute nennt man das mit Winnicott (1960a): »falsches Selbst«.

# Der Begriff »Trauma« in der heutigen Psychoanalyse

## Akuttraumatisierung im Gegensatz zu chronisch-familiären Traumata

Die Wirkungen traumatisierender Ereignisse auf das Selbst, auf die Identität und die Ich-Organisation (Realitätsprüfung, Abwehrmaßnahmen wie Introjektion und Identifikation, Spaltung, Dissoziation) kann man von verschiedenen Seiten her konzipieren. Damit gehen auch unterschiedliche Definitionen von »Trauma« bzw. »Traumatisierung« einher. Man kann vom physiologischen Standpunkt aus das Trauma aufgrund von Körperreaktionen wie Ausschüttung von Stresshormonen oder spezifischen Hirnaktivitäten definieren. Man kann die Definition von der Symptomatik herleiten: Intrusionen, Flashbacks, dissoziative Zustände oder Somatisierungen bis hin zur dissoziativen Persönlichkeitsstörung (multiple Persönlichkeit).

Die Psychoanalyse wird (heute jedenfalls) ihr Augenmerk besonders auf die Beziehungen legen, in denen die Traumatisierung geschehen ist, auf die (tragisch verstrickte) Beziehung zum Täter und die Beziehungen zu jenen Menschen, die entweder einschreiten und die traumatische Wirkung relativieren konnten oder aber stumme, kollaborative Mitwisser blieben. Da aber bei den »komplexen« Beziehungstraumata die typischen Folgen der Akuttraumatisierung meist ausbleiben, ist hier die Berechtigung, von einem »Trauma«

zu sprechen, auch bestritten worden (etwa Clancy 2010). Die Psychoanalyse wird sich eher den Beziehungstraumata bzw. deren Opfern zuwenden, also familiär oder »komplex« Traumatisierten, während sich die verhaltenstherapeutisch orientierten Therapeuten eher für akut traumatisierte Patientinnen und Patienten eignen, wobei es selbstverständlich Überschneidungen gibt.

Was meinem Eindruck nach von spezialisierten Traumatherapeuten viel zu wenig beachtet wird, ist die Möglichkeit der sequenziellen Traumatisierung: Eine akute Traumatisierung trifft nicht unbedingt einen durchschnittlich »gesunden« Menschen, sondern vielleicht jemanden, der eine lange zurückliegende Traumatisierung gerade eben in der Latenz halten konnte, die nun aber aktualisiert wird, sodass beide potenzierend aufeinandertreffen. Die Beschränkung auf das akute Trauma (etwa eine Vergewaltigung) wird der Patientin nicht gerecht, deren »komplexes« Trauma (vielleicht sexuelle Gewalt in der Kindheit) nun relevant wird. Viele Beispiele für eine derartige Sequenzierung finden sich in der therapeutischen Praxis:

(1) Durch die Supervision in einer psychosomatischen Klinik lernte ich den Fall eines 56-jährigen Bauarbeiters kennen, der auf eine Kündigung mit einer Panikstörung im Sinne einer PTBS reagierte. Im Laufe der Therapie wurde eine Folge von Traumatisierungen bekannt: Wegen der angeborenen Blindheit eines Auges war der Patient seit jeher extrem kränkbar. Er hatte im Alter von drei Jahren einen Zimmerbrand verursacht und Todesangst entwickelt. Im Erwachsenenalter war er mit dem Arm einmal in eine Maschine geraten, die er nicht abstellen konnte, sodass er abermals Todesangst erlebte. Die Kündigung stellte sich also als eine Verdichtung von Kränkungen und lebensbedrohlicher Gewalteinwirkungen dar.

(2) Eine Patientin entwickelte eine posttraumatische Angststörung nach einem schweren Verkehrsunfall – zwar

erlitt niemand größere körperliche Verletzungen, für die Patientin aber war der Unfall eine Aktualisierung der Einwirkungen männlicher, sexualisierter Gewalt, deren Opfer sie in ihrem Leben mehrfach geworden war.

Während es bei akut traumatisierten Patienten keine Probleme macht, anhand der massiven Symptomatik der PTBS den Traumabegriff zu verwenden, ist es für chronisch, oft über Jahre hinweg in Beziehungen massiv beeinträchtigte Personen nicht so leicht, ein traumatisches Geschehen von sonstigen Entwicklungsstörungen abzugrenzen. »Komplex« Traumatisierte entwickeln oft keine lautstarken, der traumatischen Situation entsprechenden Symptome, eher Beziehungs- und Selbstwertstörungen, Arbeitsstörungen, Depressionen, Suizidalität. Wenn allerdings das Kindheitstrauma erst einmal völlig der Amnesie verfallen war und erst später im Erwachsenenalter blitzartig und klar erinnert wird (oft ausgelöst durch eine regressionsfördernde Therapie, besonders stationäre Therapie), dann kann es durchaus zu dissoziativen Zuständen, Intrusionen oder auch zu Abwehrmaßnahmen wie Selbstschädigungsverhalten kommen.

Zur Unterscheidung, ob eine traumatisierende oder eine andere pathologische Entwicklung vorliegt, fordern Madeleine Baranger und Mitarbeiter (1988; zitiert bei Bohleber 2000) das Vorliegen einer Reizüberwältigung, also einen psychoökonomischen Anteil, um sie von anderen, nichttraumatischen pathologischen Entwicklungen abzugrenzen. Unmittelbare Folgen der traumatischen Einwirkung sind:

- das innere Abschalten,
- die Dissoziation der Affekte (»closing off«, Lifton 1968),
- das emotionale Erstarren (»numbing« oder »mental numbness« (Niederland 1961, S. 17),
- die »Automatisierung oder Robotisierung« (Krystal 1968, S. 31), das »mechanisch-gehorsame Wesen« Ferenczis (1933) im Falle des intrafamiliären Traumas.

Zwar lege ich in diesem Buch den Schwerpunkt auf familiäre Traumatisierungen, also Beziehungstraumata, dennoch möchte ich einige Gemeinsamkeiten beider Traumagruppen aufzeigen.

Auch die akute Traumatisierung kann man als Beziehungsgeschehen betrachten, da eine spezifische Beziehung zwischen Täter und Opfer, zwischen Mächtigem und Ohnmächtigem, in der traumatischen Situation analog der Eltern-Kind-Beziehung entsteht (Eissler 1968; Ehlert & Lorke 1988). Durch die narzisstische Regression auf ein Stadium infantiler Abhängigkeit erscheint der Folterer als einzig Mächtiger, der retten und narzisstisch stützen kann. Hier entsteht durch die erzwungene Regression eine Beziehungsqualität wie zwischen mächtigem »Erwachsenen« und ohnmächtigem »Kind«, wie sie im familiären Trauma schon vorgegeben ist.

Bei der Extremtraumatisierung ist es nicht so sehr der Verlust (bzw. seine Androhung) bestehender Beziehungen zu bestimmten Liebesobjekten, vielmehr ist es ein Verlust des Vertrauens in die soziale Ordnung der Menschen, wie es eindrucksvoll Jean Améry (1966) beschrieben hat. Ein »Urvertrauen wird zerstört« (Bohleber 2000, S. 830), es erfolgt eine »dauerhafte Erschütterung des Selbst- und Weltverständnisses« (Fischer & Riedesser 1998, S. 79; zitiert bei Bohleber 2000) durch »Versagung der Mitmenschlichkeit und Empathie« (Laub & Auerhahn 1991, S. 256).

Beide Formen der Traumatisierung produzieren massive Identitätsstörungen und eine Über-Ich-Pathologie, die sich in massiven irrationalen Schuldgefühlen äußert. Es entsteht das merkwürdige Paradox, dass sich das primär unschuldige Opfer immer schuldig fühlt, während der Täter sich keiner Schuld bewusst ist und auch keine Schuldgefühle hat (vgl. Hirsch 1997). Schuldgefühle entwickeln sowohl Überlebende akuter Gewalt wie Folter als auch Überlebende familiärer Gewalt wie Misshandlung und Missbrauch. Ebenso wird bei Überlebenden politischer Gewalt – leider – die Abwehrmaßnahme der Identifikation mit dem Aggressor aktiviert, was zu tragischen

Verstrickungen führt. Zu denken ist hier an das sogenannte Kapo-Phänomen (ausgewählte Gefangene werden den Kameraden vorgesetzt und sind oft grausamer als die eigentlichen KZ-Schergen) oder an das Stockholm-Syndrom (die Opfer der Besetzung der Deutschen Botschaft in Stockholm durch RAF-Mitglieder identifizierten sich mit den Zielen der Täter).

Im Zentrum des Überlebendensyndroms sieht William G. Niederland (1961; 1966, S. 469) einen Schuldkomplex, ein Überlebendenschuldgefühl, das zweifach determiniert ist:

1. als Gefühl der Schuld, die toten Familienangehörigen und Kameraden überlebt zu haben, als wäre das Überleben nur auf ihre Kosten möglich gewesen,
2. aufgrund der Identifikation mit den Angreifern, die erfolgt, um die narzisstische Entleerung zu mildern (Grubrich-Simitis 1979, S. 999) bzw. sich in der Fantasie einen Retter zu erhalten (Hirsch 1997), der Identifikation mit seinen Vorstellungen und sogar Taten.

Wie weit die Identifikation der KZ-Opfer mit den SS-Schergen gehen konnte, hat Bruno Bettelheim (1943) in erschütternder Weise berichtet. Die Imitation der Grausamkeiten durch die Kapos, ihrer Körperhaltungen, das Sammeln ihrer Attribute wie Uniformteile waren sehr häufig.

## Zerstörung der Symbolisierungsfähigkeit durch familiäre Traumatisierung

Traumatisierende Gewalt kann man nicht *denken*, sie ist sozusagen im Vertrag über das menschliche Zusammenleben nicht vorgesehen, das symbolisierende Denken ist ausgeschaltet. Das betrifft sowohl das Gewaltgeschehen selbst als auch Bereiche der zwischenmenschlichen Beziehungen nach der Traumatisierung. Das Trauma beeinträchtigt oder vernichtet weitgehend die Symbolisierungsfähigkeit der Opfer, ihr Denken ist eingeschränkt, die Fantasietätigkeit ebenso wie das affektive Erleben. Die Patientinnen und Patienten neigen zum konkretistischen Denken, sie haben ein nur geringes Vorstellungsvermögen, was in ihren Mitmenschen vor sich gehen mag (Mentalisierung).

Man kann sich vorstellen, dass diese Beeinträchtigung prinzipiell auf zwei Wegen zustande kommt: Entweder haben sich Symbolisierung und Mentalisierung gar nicht erst entwickeln können aufgrund des Fehlens einer adäquaten mütterlichen Pflegeperson und der Interaktion mit ihr, oder aber ein späteres Trauma hat die bereits erworbene Fähigkeit wieder eingeschränkt oder gar zunichtegemacht. Denn das Trauma ist so überwältigend, dass es nicht gedacht werden kann, auch nicht innerlich *erlebt* mit allen adäquaten Gefühlen. Ebenso ist es unmöglich, wirklich zu realisieren, was in einem Täter vor sich geht, zumal wenn es sich um eine lebenswichtige Bezugsperson handelt, von der das Opfer zudem annimmt, dass sie es liebt. Das Trauma erzeugt nicht nur »Sprachverwirrung«, also Konfusion über den Ausdruck von Beziehungsqualitäten, sondern auch Sprachlosigkeit.

Neue Vorstellungen über den Erwerb der Symbolisierungsfähigkeit in der frühen Mutter-Kind-Beziehung ermöglichen ein Verständnis der mangelhaften Entwicklung von Symbolisierung und Mentalisierung durch frühe Traumatisierung (emotionale Deprivation). Gemäß der alten psychoanalytischen Vorstellung tritt das Symbol an die Stelle von etwas Abwesendem; das Kind macht sich die Abwesenheit der Mutter eine Zeit lang erträglich, indem es sich ein Bild von ihr macht, ihre Anwesenheit halluziniert. Einerseits hat diese Auffassung sicher ihre Berechtigung, andererseits ist der Erwerb der Fähigkeit, Symbole zu schaffen, auf die *Anwesenheit* eines genügend guten mütterlichen Objekts angewiesen.

Hier werden Erkenntnisse von Wilfred R. Bion (1962a) in Bezug auf das Thema *Symbolisierung und Mentalisierung* eminent wichtig, als er, wohl anknüpfend an den Winnicott'schen mütterlichen Spiegel, »eine neue Metapher« (Mitchell 1997, S. 152) entwarf: die des mütterlichen »Containers«. In der frühen Mutter-Kind-Beziehung hat die Mutter eine »Behälterfunktion«: Der Container nimmt die zu bedrohlichen, unaushaltbaren Affekte des Kindes in sich auf, behält sie dort, macht sich sozusagen einen Begriff davon, wozu der Säugling nicht in der Lage ist, und teilt sie ihm in modifizierter Form zu gegebener Zeit mit.

Bion ging von primitiven Gedankenfragmenten des Säuglings aus (»Beta-Elemente«), die im kleinianischen Sinn in die Brust der Mutter projiziert werden müssen und von dieser in komplexere Gedanken (»Alpha-Elemente«) verwandelt werden, welche wiederum vom Säugling aufgenommen werden: »Der Säugling ist noch unfähig, Sinneseindrücke zu verarbeiten; er scheidet diese Elemente in die Mutter aus und vertraut ihr, dass sie das Notwendige tut, um sie in eine solche Form zu verwandeln, dass das Kind sie als Alpha-Element benutzen kann« (Bion 1962a, S. 231).

Allerdings ist der Bion'sche Container nicht interpersonell gedacht, idealtypisch ist er sogar als »leerer« Container gefordert, der nicht Eigenes des Empfängers in die Interaktion hineinbringt, sondern nur das Gesendete verwandelt und zurückgibt. Das muss man sowohl auf Bions Vorstellung des Mutter-Kind-Dialogs als auch auf die des therapeutischen beziehen. Insofern geht die Container-Funktion weit über das »holding« (eine haltende Umgebung) Winnicotts (1960b) hinaus, als sie unerträgliche Angst und Wutaffekte durch metabolisierende Verarbeitung symbolisiert und damit dem Kind die Möglichkeit der Symbolisierung eröffnet. Die Metabolisierung des Affekts durch Modifikation im mütterlichen Container ist eine anfängliche *Symbolisierung* – es ist Peter Fonagys Verdienst (Fonagy & Target 2000), Bions Vorstellungen so erweitert zu haben.

Bion (1962b) verstand den Kern der Symbolisierung dagegen gerade in der *Abwesenheit* des mütterlichen Objekts: Der Gedanke ersetzt die abwesende Brust, tritt an ihre Stelle, macht die Versagung aushaltbar. Er beschreibt die Container-Funktion als Teil eines wiederholten Projektions-Introjektions-Vorgangs: Projektion der Todesangst in den Container, dort Modifikation, dann Re-Introjektion der modifizierten Angst. Sehr wichtig ist, dass nicht nur der modifizierte Affekt wieder aufgenommen wird, sondern eine Introjektion eines *Objekts* (und dann Identifikation mit ihm) stattfindet, das zu dieser Modifikation (Symbolisierung oder Mentalisierung) in der Lage ist. Hanna Segal (1975, S. 134f.) bemerkt dazu: »Der Säugling [...] re-introjiziert dann nicht seine ursprüngliche Angst, sondern eine Angst, die dadurch, dass die Mutter sie in sich aufgenommen (»contained«) hat, modifiziert worden ist. Er introjiziert gleichzeitig ein Objekt, das fähig ist, Angst in sich zu bewahren und mit ihr fertig zu werden« (eigene Übersetzung).

Diese Entwicklung bzw. ihre Störung betrifft die frühe Kindheit. In der Anamnese von Borderline-Patienten werden aber sehr häufig schwere familiäre Traumata aus der späteren Kindheit berichtet (Sachsse 1989; Hirsch 1987; 2004; Eckert u.a. 2000). Dabei stellt sich die Frage, wie dieses erinnerbare Trauma ähnlich die Symbolisierungsfähigkeit beeinträchtigt wie die Entbehrungstraumata der sehr frühen Kindheit, die aus den fehlenden oder fehlgehenden affektregulierenden Antworten der mütterlichen Pflegeperson entstehen. Eine Möglichkeit wäre, dass beide Traumaformen aufeinander folgen, dass in Missbrauchs- und Misshandlungsfamilien bereits wenig Kompetenz der Empathie für den Säugling vorhanden war, dass also auf ein frühes »Mutter-Trauma« ein späteres »Vater-Trauma« (etwa als inzestuöser Missbrauch) folgt, im Sinne einer zweizeitigen Traumatisierung (vgl. Hirsch 1987, 2004, S. 71).

Peter Fonagy und Kollegen (2002, S. 360) schreiben: »Die unzulänglich konstruierte Selbststruktur macht diese Kinder insbesondere für spätere Traumatisierungen anfällig.«

## Transgenerationale Weitergabe traumatischer Erfahrungen

Eine der Wirkungen traumatischer Introjekte ist, dass sie sich auf die nachfolgenden Generationen erstrecken können, die

Gewalttat wird so perpetuiert. »Schwere Traumata – entweder als akutes Geschehen oder als chronische Zustände – bei nahen Angehörigen des Kindes, insbesondere der Mutter, können direkt so erfahren werden, als seien sie ihm selbst geschehen, wenn es sich in einem Stadium oder Zustand befindet, in dem projektiv-introjektive Mechanismen vorherrschen« (Greenacre 1967, S. 151). Dieser Prozess wird als »transgenerationale Transmission« bezeichnet. Die traumatischen Erfahrungen der Eltern werden als Fremdes den Kindern kaum merklich implantiert, sie bilden nun im Kind einen Fremdkörper, ein *transgenerationales Introjekt*, wie ich es nennen möchte. Bei Haydée Faimberg (1987, S. 121) wird es »tyrannisches Eindringen einer Geschichte« genannt, und zwar einer fremden Geschichte in das Subjekt.

Nicht nur das implantative Eindringen, sondern auch eine *Aneignung* der Lebendigkeit des Kindes findet statt: Die traumatisierten (also narzisstisch bedürftigen) Eltern nehmen sich von dem Kind, was ihnen nützt, und sind gekränkt und wütend, wenn es sich entfernt. Ähnlich hat bereits Ferenczi (1985, S. 124f.) von »Aussaugen«, von »Annexion« der kindlichen Lebendigkeit gesprochen.

Die Folgen von Extremtraumata für die zweite und die folgenden Generationen sind mehrfach bei Nachkommen Überlebender des Nazi-Terrors beschrieben worden (Grubrich-Simitis 1979; Kogan 1990; M.S. Bergmann 1995; M.V. Bergmann 1995). Besonders ist es der Zwang, sich in die Eltern einzufühlen, um ihre nicht mitgeteilte Geschichte zu erfahren und für sie ihre ungelebten Emotionen zu empfinden und damit zu einem Begriff zu kommen, wer sie »wirklich« sind. Die Kinder versuchen, sich empathisch in die Eltern einzufühlen, in einer Art Rollenumkehr sorgend einen Defekt der Eltern auszufüllen (Grubrich-Simitis 1979, S. 1006). Sie sollen »für die Eltern die Brücke zum Leben sein […], eigentlich wiederum in Verkehrung der natürlichen Folge das psychische Leben schenken; sie sollen die verlorenen idealisierten Liebesobjekte ersetzen, gleichsam in deren abgebrochene Biographien schlüpfen und dort zu leben anfangen, wo diese zu leben aufhören mußten« (ebd., S. 1008). Sie grübeln qualvoll über die Vergangenheit der Eltern (ebd., S. 1013), versuchen, die Leere mit Inhalt zu füllen, Symbole zu finden, wenn sie nicht wiederum zum konkretistischen Agieren gezwungen sind.

Das entspricht einem Verschmelzungsvorgang: Die Kinder versetzen sich in die Eltern hinein und versuchen, in der Fantasie das Trauma der Eltern wiederzubeleben, was die Projektion von Trauer und Aggression der Eltern auf die Kinder erleichtert (Kogan 1990). Die Identifikation mit der Abspaltung der Affekte (oder besser Introjektion der Affekte) mit dem automatisierten Ich-Bereich der Eltern führt Ilany Kogan zufolge zu den gleichen Symptomen in der zweiten Generation: sich nicht lebendig fühlen können (auch: Grubrich-Simitis 1979, S. 1008). Oft genug wird der Versuch, die Traumata der Eltern zu symbolisieren, scheitern, wieder werden Symptomatik (Angst, Selbstwerterniedrigung, Schuldgefühl) oder konkretistisches Agieren, auch das »Lebendig-tot-Sein« sogar in der zweiten Generation notwendig sein.

Freud hatte den Gedanken der psychischen »Infektion« (des Traumas), denn er hatte beobachtet, dass sexuell missbrauchte Kinder ihrerseits Geschwister missbrauchen: »Der Grund zur Neurose würde demnach im Kindesalter immer vonseiten Erwachsener gelegt, und die Kinder selbst übertragen einander die Disposition, später an Hysterie zu erkranken« (Freud 1896c, S. 445). Dadurch entsteht eine familiäre Häufung, in der aber »doch nur eine Pseudo-Heredität vorliegt und in Wirklichkeit eine Übertragung, eine Infektion in der Kindheit stattgefunden hat« (ebd.). Sexueller Missbrauch ist also ansteckend; der »Erreger« wird mittels Identifikation übertragen: Identifikation mit dem Aggressor, mit dem Täter und seiner Tat.

Die Vorstellung der Infektion mit dem inzestuösen oder anders traumatischen »Virus« erklärt, wie in einer Art Familientradition traumatische Einwirkungen weitergegeben werden. Häufig sind die Eltern von Opfern sexuellen Missbrauchs selbst Opfer von sexuellen Übergriffen gewesen, die die Entwicklung ihrer Fähigkeit, reife sexuelle Beziehungen aufzubauen und ihre Kinder später genügend gut zu schützen, geschwächt haben kann.

Am Großvater-Enkelin-Inzest sind häufig drei Generationen beteiligt: In den meisten Fällen ist der missbrauchende Großvater der Vater der Mutter des Opfers (Hirsch 1987). Entweder ist die Mutter von ihrem Vater damals bereits missbraucht worden, insofern ist sie identifiziert. Sie verleugnet und übersieht nun die Anzeichen und Symptome, kann sich in das stumme Leid des Kindes nicht einfühlen. Oder sie ist derart mit dem autoritären, egozentrisch-narzisstischen Charakter des Vaters identifiziert, dass sie das Kind nicht als schützenswert empfinden kann.

Auch alltägliche Beispiele lassen vermuten, dass Eltern ihren Kindern ständig Botschaften übermitteln, die mit der eigenen Traumatisierung zu tun haben, von der die Kinder aber nicht direkt betroffen sind. So lässt sich vorstellen, dass jemand, der lange nach dem Krieg geboren wurde, gezwungen ist, jedes Mal zum Himmel zu gucken, wenn ein Flugzeug vorüberzieht, weil die Eltern Opfer von Bombardierungen geworden waren. Ein anderer entwickelt eine Ess-Störung, weil die durch eine Hungersnot traumatisierten Eltern der Nahrung eine übermäßige Bedeutung gaben, die sie dem Kind vermittelten. Am ehesten kann man die »unheimliche« Weitergabe unbewältigter traumatischer Erfahrungen an die nächste Generation an Fallbeispielen nachvollziehen. In der psychotherapeutischen Praxis trifft man heute natürlich vorwiegend Fälle von politischer Traumatisierung in der zweiten oder dritten Generation als direkt betroffene Patientinnen und Patienten an.

Ein erfolgreicher Wirtschaftsmanager, Herr I., Anfang vierzig, Familienvater, der gerade weitgehend nach eigenen Plänen ein Haus gebaut hatte, verfiel in eine tiefe Depression, für die und vor allem für deren

Ausmaß er keinerlei Anlass sah und die eine analytische Psychotherapie notwendig machte. Er litt zudem unter unerträglichen Ängsten, in Konferenzen angestarrt, geringschätzig beurteilt, bloßgestellt zu werden, sodass er in solchen Situationen zunehmend verstummte und trotz seiner unbestrittenen beruflichen Leistungen Nachteile befürchten musste.

Dieselben Gefühle hatte er während der gesamten Gymnasialzeit gehabt; sein Horrorbild war die »Klassenkonferenz«, ein Tribunal, in dem er albtraumartig als Angeklagter einer Phalanx von vielleicht zwanzig Studienräten gegenübersaß, ungeheuerlichen Fehlverhaltens angeklagt.

Die Mutter des Vaters war Jüdin, dadurch bekam der Vater als Jugendlicher während des Nationalsozialismus eine Zwischenstellung: nicht ganz »lebensunwert«, aber auch nicht dazugehörig. Er durfte keine Tanzstunde besuchen, der Umgang in der Schule mit ihm war verpönt, er war ausgestoßen, konnte zwar in die Wehrmacht gehen, nicht aber Offizier werden, wurde vielmehr in »Himmelfahrtskommandos« eingeteilt. Die jüdische Großmutter des Patienten konnte durch die vielen Verbindungen der Familie auf dem Land versteckt werden und überlebte die Nazi-Zeit.

Nach dem Krieg habe der Vater »extrem viel für Deutschland getan«, er habe das Wirtschaftswesen maßgeblich mit aufgebaut, häufig bei jüdischen Freunden in den USA für Deutschland geworben. Der Vater identifizierte sich mit »deutschen« oder auch »preußischen« Tugenden. Disziplin und Leistung bedeuteten ihm alles, sein Leistungsdenken stülpte er dem Sohn, dem Patienten, mittels Prügeln über.

Verglichen mit den Geschwistern war der Patient in dieser Hinsicht allerdings ein »Versager«, er verweigerte Leistungen in der Schule, in der Konfrontation mit Autoritätspersonen war sein Denken blockiert. Der Vater hielt es für richtig, den Sohn mit körperlicher Züchtigung zur Anpassung zu zwingen und ihm zu Leistungen zu verhelfen, indem er ihn zum Beispiel morgens um sechs Uhr weckte, um mit ihm vor der Schule Mathematikaufgaben zu üben oder Vokabeln zu pauken. Durch diese strengen Forderungen trug der Vater viel dazu bei, dass der Patient in der Schule und auch in der Familie dieselbe Rolle des Ausgestoßenen, des Sündenbocks und Außenseiters bekam, die der

Vater während der Nazi-Zeit hatte. Wahrscheinlich dachte der Vater, ihn durch diese Methoden vor dem zu bewahren, was er durch sie gerade herstellte.

Gleichwohl liebte der Sohn den Vater, er habe viel für den Vater getan, wie der Vater damals für die Bundesrepublik. Nach der Schule wurde Herr I. Offizier in der Infanterie, erreichte also das, was dem Vater versagt geblieben war, suchte sich später als Reserveoffizier immer die härtesten Bedingungen für die Reserveübungen aus und war stolz, schwierige Aufgaben gemeistert zu haben. Wenn er dann in Uniform die Eltern besuchte, war der Vater sehr stolz auf ihn und bekam Tränen in die Augen, wenn er ihn so sah. Wie der Vater war auch Herr I. in die Wirtschaft gegangen, vollbrachte exzellente Leistungen, verlor jedoch nie seine Existenzangst ganz, die immer wieder gerade dann aufflackerte, wenn er besonders erfolgreich war.

Der Hausbau, der die Angst erzeugt hatte, mit der der Therapiewunsch begründet wurde, bedeutete für den Sohn eine zu große Entfernung vom Schicksal seines Vaters. Dieser hatte keine Chance im Leben gehabt, schon erfolgreich zu sein, als er in dem Alter war, das der Patient jetzt hatte. Im Hausbau fielen also alle traumatischen und sonst problematischen Themen symbolisch zusammen.

Aufgrund des Introjekts, des psychischen Niederschlags traumatisierender Erfahrungen, entstehen oft auch in den folgenden Generationen Inszenierungen, die das ursprüngliche Trauma oft getreu abbilden.

Ein anderes Beispiel betrifft ebenfalls die transgenerationale Transmission von traumatisierender Verfolgung durch die Nazi-Deutschen.

Die Patientin berichtete, sie könne trotz ihres Asthmas nicht mehr mit dem Rauchen aufhören, sie rauche schon lange, seit dem Tod ihrer Mutter. Beide Eltern der Mutter seien in Auschwitz umgekommen. Die Mutter habe überlebt, weil sie in eine Pflegefamilie nach Frankreich gegeben worden war. Sie habe dann ein abenteuerliches Leben geführt, als ob sie immer auf der Flucht gewesen sei, auch als der Krieg schon längst zu Ende war. Sie habe einen Deutschen nach dem Krieg kennengelernt und geheiratet; die Eltern hätten sich aber scheiden lassen, als die Patientin ungefähr sieben Jahre alt war.

Sie gibt zu ihrer Familie an: »Mein Vater stammt aus einer kinderreichen Familie aus Norddeutschland und wurde von seinen Geschwistern erzogen, da seine Mutter bei seiner Geburt starb. Meine Mutter stammt aus einer jüdischen Familie und ist von ihrer Pflegemutter erzogen worden.« Bis auf einen Bruder und sie ist die ganze Familie in Auschwitz gestorben. »Als ich größer wurde, wurde ich für alles verantwortlich gemacht.« Die Mutter sei nach Algerien gegangen, wo die Patientin aufgewachsen sei. Sie habe dort früh einen Araber geheiratet, einen jähzornigen, gewalttätigen Mann, der das gemeinsame Kind in einem Wutanfall erschlagen habe, als es ein Jahr alt war.

Direkt danach begann die schwere Asthmaerkrankung der Patientin. Das Studium musste sie abbrechen, weil die Mutter krank wurde und sie sie pflegen musste; nach ihrem Tod ging sie nach Deutschland zurück. Sie lernte dort einen Mann kennen, mit dem sie, als sie wieder schwanger wurde, Heiratspläne machte. Die Symptomatik nahm wieder ab. Nach der Geburt ihres Kindes verschwand das Asthma ganz und ist seitdem nicht wieder aufgetreten. Aber sie ließ sich scheiden, als das Kind sechs Jahre alt war.

Seit Kurzem hat sie eine Beziehung zu einem Mann, der sich liebevoll um sie kümmert. Jetzt steht ihr eine Bandscheibenoperation bevor, um ihre Rückenschmerzen zu bekämpfen. Sie hat Angst, dabei zu sterben, weil sie jetzt so alt ist wie die Mutter, als sie starb – die Mutter war eine starke Raucherin gewesen und war an einem Lungenödem gestorben.

Auch hier sind einige transgenerationale Wiederholungen in den Lebensläufen festzustellen, die auf Introjekte zurückgeführt werden können: Die Mutter heiratet einen Deutschen, obwohl ihre Eltern von Deutschen umgebracht wurden; die Patientin, Tochter einer jüdischen Mutter, heiratet einen Araber. Die Großeltern werden von den Deutschen misshandelt und getötet, der erste Ehemann misshandelt und tötet ihr Kind. Sie heiratet wieder und lässt sich scheiden, als ihr Sohn fast so alt ist, wie sie damals war, als ihre Eltern sich scheiden ließen. Und die Symptomatik bzw. die Suchtmittel sollen ihre Verluste kompensieren: Das Asthma ersetzt das tote Kind, verbindet sie ebenso wie das Rauchen mit der verstorbenen Mutter. Das Asthma geht zurück, als ein neues Kind sich ankündigt. Die Fantasie, wie die Mutter zu sterben, deutet eine phantasmatische Vereinigung im Tod an; der neue Freund aber, als ein alternatives Objekt, hat gute Chancen, das Suchtmittel überflüssig zu machen.

Nicht nur die Traumafolgen, die ein Opfer einmal erlitten hat, sondern auch die Folgen von Täterschaft sehen wir in der therapeutischen Praxis heute häufig. Hier das Beispiel eines zwölfjährigen Jungen, Armin (ausführlicher in: Hirsch 2000, 2004), der wegen antisozialer Aggressivität auffällig geworden war und zur Therapie gebracht wurde.

> Armins Großvater väterlicherseits war der Sohn eines hohen Nazi-Beamten, der von den Alliierten bereits zum Tode verurteilt, dann aber begnadigt und entlassen worden war, als Armins Vater neun Jahre alt war. Der Vater hatte seinen Vater bis dahin gar nicht gekannt.
>
> Armins Vater war Opfer der Schreckensherrschaft, die sein Vater nun in der Familie führte und die durch folgende Szene abgebildet wird: Die Familie saß stumm am Mittagstisch, die Suppe war noch heiß, sodass das Kind sie nicht essen konnte. Voll stummer Wut über den vermeintlichen Ungehorsam packte der Vater den Nacken des Jungen und drückte sein Gesicht in den Teller mit heißer Suppe. Armins Vater wurde dann als ähnlich aggressiv beschrieben, er habe sowohl Armin als auch die Mutter häufig geprügelt. Er sei auch sonst lebensunfähig gewesen, habe seine Firma in den Konkurs getrieben und sich der Verantwortung durch Flucht entzogen. Die Aggressivität pflanzte sich über die Generationen fort, von der Nazi-Täterschaft über die Aggressivität des Vaters hin zum auffälligen aggressiven Verhalten des Jungen.

Kein Wunder, dass Armin in der Kindertherapie seine sadistische Aggression in vielen Zeichnungen äußerte, auch mehrfach gegen den Therapeuten. Aber es erstaunt doch, dass er eine Vernichtungsfantasie in Form von maschinellen

Apparaten entwickelte, und zwar Menschen vernichtende Maschinen, die durchaus als Äquivalent der Anlagen fabrikmäßiger Massenvernichtung aufgefasst werden konnten.

Ein anderer Patient litt sowohl unter seinen extremen Impulsausbrüchen von selbstzerstörerischem Alkoholismus und extremer Fremdaggressivität als auch unter einer starken Abhängigkeit von einer Jugendliebe noch im Alter von Mitte vierzig. Sein Großvater war ein in der Nazi-Zeit prominenter Psychiater, der an der Vernichtungsplanung »lebensunwerten Lebens« maßgeblich beteiligt gewesen war und sich kurz nach dem Krieg in der Haft suizidiert hatte.

Der Sohn dieses Psychiaters, der Vater des Patienten, brachte sich um, als dieser vier Jahre alt war. Vielleicht kann man annehmen, dass bei dem Patienten über die Generationen hinweg die selbstmörderische Aggressivität so weit abgenommen hatte, dass sie sich »nur« noch in destruktiven Alkoholexzessen äußerte. »Sicher« war hingegen die Abhängigkeit von einer Frau, die dem ambivalenten Verhältnis zur alkoholkranken Mutter entsprach. Selbst wenn dies eine destruktive Beziehung war, so hinderte sie den Patienten daran, dem Beispiel von Großvater und Vater zu folgen.

Auch in diesem Beispiel zeigt sich die Gewalt transgenerational, die »Sünden der Väter« erreichen so, wenn auch abgeschwächt, die Nachkommen bis ins »dritte und vierte Glied« (Genesis, 2. Mose 20,5).

## Dissoziationen

Die Dissoziation von Selbst-Anteilen, von Erinnerung, Affekt und Symbolbildung und besonders des Körper-Selbst vom Gesamt-Selbst ist neben der Internalisierung der Gewalt der Hauptabwehrmechanismus traumatischer Gewalt. Das Opfer der doch meist auch gegen den Körper gerichteten Angriffe trennt sich mental vom Körper, opfert ihn so und überlässt ihn dem Täter, um das Selbst zu retten (vgl. Hirsch 2010).

Die Idee von der Abspaltung des Körpers findet man bereits gegen Ende des 19. Jahrhunderts bei Pierre Janet: „Janets Theorie der Dissoziation […] unterstellt, dass sowohl somatoforme als auch psychische Bestandteile der Erfahrung, Reaktionen und Funktionen in psychische Subsysteme encodiert werden können, die der Integration in die Gesamtpersönlichkeit entgehen« (Nijenhuis 2004, S. 97). Das ist der Abwehr*prozess* der Dissoziation als Abspaltung; allerdings kann Dissoziation auch einen *Zustand* beschreiben, und zwar als nicht besonders gelingenden Bewältigungsversuch traumatischer Erfahrung bzw. ihrer Entsprechung in späteren, die Dissoziation auslösenden Situationen. Hier geht es um die veränderten Bewusstseinszustände wie Amnesie und Trance bis hin zur Spaltung von Persönlichkeitsteilen. Dabei wird der Körper zum Teil mit einbezogen, zum Beispiel sind Depersonalisationserfahrungen meist ein Erleben der Deformation des Körpers oder seiner Teile.

Beate T. hat einen Film im Fernsehen gesehen, bei dem es um sexuellen Missbrauch geht. Hätte sie das vorher gewusst, hätte sie ihn nicht angesehen, aber der Missbrauch wurde sehr subtil dargestellt, sodass sie den Film schließlich doch bis zum Ende gesehen hat. Missbrauch ist »irgendwie« ihr Thema, sie weiß auch nicht genau, warum.

Nach dem Film ist es ihr nicht gut gegangen, sie hat merkwürdige Zustände erlebt, ihr Körper veränderte sich, wuchs unförmig an der einen, schrumpfte an der anderen Stelle. Dann sei da auch das Gefühl gewesen, der Kopf würde eingequetscht. Wenn sie dann dahin gegriffen habe, wohin der Körper in ihrer Vorstellung gewachsen ist, hat sie das Gefühl gehabt, er wäre da wirklich, obwohl sie gewusst hat, dass er da nicht sein könne.

Mir fällt dazu ein Bild ein, das ich ihr beschreibe: Das Gefühl der Körperdeformation kommt mir vor, als ob eine Amöbe sich windet, ihren Zellkörper wegbewegt, um einer Gefahr auszuweichen, sich einem Zugriff zu entwinden.

Da sagt die Patientin: »Jetzt denke ich an eine Situation vor drei Jahren, ich meine, da war ich doch schon erwachsen, es war bei ei-

> ner Einladung mit meinem Vater. Der war ziemlich betrunken und hat mich auf der Terrasse auf seinen Schoß gezogen und mich so umfasst, dass er beide Brüste in den Händen hatte. Als ein anderer Gast kommentierte, was das denn sei, hat mein Vater gesagt: ›Ich darf doch wohl die Brüste meiner eigenen Tochter anfassen …‹ Da war ich ganz weggetreten, konnte nichts sagen und ließ es einfach mit mir machen. Hätte mich jemand gefragt, ob das richtig sei, hätte ich gar nichts dagegen gesagt.«
>
> Nur ein Teil von ihr, den sie »die Andere« nennt, macht Terror, dieser Teil protestiert, der lässt sich nicht wegdrücken, der macht sich bemerkbar, der bereitet ihr Schmerzen und eine Gelähmtheit, sodass sie nicht zur Arbeit gehen kann, der gibt einfach keine Ruhe. Die Patientin berichtet von dissoziativen Reaktionen sowohl in der Missbrauchssituation selbst als auch als Reaktion auf ein aktuelles Geschehen, das sie wieder mit dem Missbrauchsthema konfrontiert.

Zu diesen dissoziativen Zuständen, die den Körper abspalten, gehören auch Konversion, die alte Hysterie also, und Somatisierungsformen. Es ist nicht ganz leicht, all diese verschiedenen mentalen Zustände und Körperreaktionen bzw. ein dissoziatives Körpererleben zu einer nosologischen Einheit zusammenzufassen.

Heute herrscht wohl allgemein die Meinung vor, dass das Gemeinsame eben die Ätiologie, nämlich die Traumatisierung, sei. Man diskutiert heute, dass »das Bündel der über diese Dissoziation integrierbaren *Störungsbilder* (Konversionssymptome, dissoziative Symptome bis zur dissoziativen Identitätsstörung) […] durch die Einbeziehung einer einheitlichen Genese im Sinne einer Traumaätiologie um eine Reihe weiterer Störungen zu erweitern [ist]. Dabei handelt es sich […] vor allem um die Posttraumatischen Belastungsstörungen, die komplexe Posttraumatische Belastungsstörung, die Borderline-Persönlichkeitsstörung und die Somatisierungsstörung. Die unterschiedlichen Störungsbilder […] stellen dabei so etwas wie eine *phänomenologisch differente Endstrecke* unterschiedlicher, über eine gemeinsame Ätiologie entstandener nosologischer Untereinheiten dar, bei denen das Ausmaß des traumatischen Anteils allerdings variiert« (Hoffmann u.a. 2004, S. 127).

Für die Traumatisierung hat schon früh Leonard Shengold (1989) den Begriff der vertikalen Spaltung verwendet; er spricht von »Compartmentierung« als Bewältigungsversuch eines Traumas. Das abgespaltene Körper-Selbst würde ich als ein solches »compartment« bzw. ein Subsystem verstehen, dem das Trauma zugeschoben wird, *damit* das psychische Selbst von ihm verschont bleibt und überleben kann. Wie damals Freud die Ursache der Hysterie in realer Traumatisierung fand, wird auch heute (wieder) ein ganzes Bündel von körperbezogenen Symptomen bzw. Krankheitsbildern mit realer Traumatisierung in Verbindung gebracht.

Die Flucht in den dissoziativen Zustand allerdings reicht häufig nicht aus, denn auch dieser Zustand ist unter Umständen nicht aushaltbar und erfordert weitere Abwehrmaßnahmen. Ich möchte eine zweizeitige Abwehr postulieren, deren aufeinanderfolgende Phasen nicht so leicht zu unterscheiden sind, weil für beide der Begriff Dissoziation verwendet wird.

Die Dissoziation als Abwehrvorgang lässt sich zunächst beschreiben als Rettung oder Rettungsversuch vor der zerstörerischen Wirkung der traumatischen Einwirkung selbst. Traumatisierte Menschen sind in ihrem späteren Leben höchst empfindlich für an sich harmlose Reize, die aber wegen irgendeines Zusammenhangs mit der ursprünglichen Traumatisierung eine überwältigende Bedeutung annehmen.

Aaron Appelfeld führt diese Vulnerabilität auf ein Körpergedächtnis zurück. Man kann sagen: ein prozedurales, auch traumatisches Gedächtnis. Auch Ferenczi (1921, S. 211) hatte schon von einem Körpergedächtnis gesprochen. Appelfeld (1999) schreibt:

> »Aus den Kriegsjahren habe ich nur wenige Erinnerungen, als seien es nicht ganze sechs Jahre gewesen. […] So weit zu dem, was man gemeinhin Bewußtsein nennt. Aber Hände, Füße, Rücken und Knie

> wissen mehr als die Erinnerung. Wenn ich aus ihnen schöpfen könnte, würden mich die Bilder nur so überfluten« (S. 8f.). – »Alles, was damals passierte, hat sich den Zellen meines Körpers eingeprägt. Nicht in meinem Gedächtnis« (S. 95). – Und weiter: »Die Erinnerung hat im Körper anscheinend lange Wurzeln. Manchmal genügt der Geruch von gammeligem Stroh oder ein Vogelschrei, um mich weit weg und tief in mich hineinzuschleudern« (S. 57).

Abermals entsteht wie in der traumatisierenden Situation panische Angst, die abgewehrt werden muss: durch Dissoziation, mentales Wegtreten, Abschalten, durch »traumatische Trance«. Dieser dissoziative Zustand kann nun aber so bedrohlich und unaushaltbar werden, dass er wiederum abgewehrt werden muss. Und das geschieht durch Abspaltung von Affekten bzw. vornehmlich des Körper-Selbst (verwirrenderweise sagt man auch hier »Dissoziation«).

Stellen wir uns eine adoleszente Patientin vor, die als Kind traumatisiert worden ist und in einen Zustand gerät, der für sie mit unaushaltbarer diffuser Angst verbunden ist, und zwar so heftig, dass ihr die Wirklichkeit zu entgleiten droht, dass die Angst eigentlich eine vor einer Ich-Auflösung ist, vor Desintegration und entsetzlicher Leere. Dieser Zustand entspricht der ursprünglichen traumatisierenden Situation und wird mit denselben Mitteln bekämpft: der Abspaltung von Selbst-Anteilen, das heißt der Dissoziation als Abwehrleistung.

Ist aber der resultierende Zustand wiederum unerträglich, greift die zweite Phase der Abwehr: Durch Abspaltung des Körper-Selbst entsteht ein Gegenüber, das zur Ich-Entlastung verwendet werden kann. Diese Abspaltung ermöglicht ein Körperagieren, das zu großer Erleichterung führen kann.

Die zweiphasige Abwehr kann man also so beschreiben: Der dissoziative Zustand (Abschalten, traumatische Trance) wehrt die übergroße Angst vor der psychotischen Desintegration ab, ist der dissoziative Zustand unerträglich, tritt das durch die Abspaltung des Körper-Selbst ermöglichte Körperagieren ein. Eine Jugendliche beispielsweise wird nun ihren Körper mental abtrennen und ihn wie ein äußeres Objekt verwenden. Eine Selbstbeschädigungshandlung etwa wirkt wie eine intravenöse Injektion eines psychotropen Medikaments (Sachsse 1994) gegen die unerträglichen Spannungszustände. Das Herstellen artifizieller Krankheiten und anfallsweises pathologisches Essverhalten haben eine ebensolche beruhigende, stabilisierende Wirkung.

# Psychoanalytische Therapie mit traumatisierten Patienten

Es ist klar, dass eine psychoanalytische Psychotherapie, die die Beziehung ins Zentrum stellt und in gewisser Weise als Beziehungstherapie verstanden werden kann, nicht für die Behandlung von akut und extrem traumatisierten Patienten geeignet ist, vielmehr sich mit den wiederum in Beziehungen »komplex« traumatisierter Patientinnen und Patienten beschäftigen wird. Für die erste Patientengruppe sind natürlich eher strukturierende, Sicherheit gebende Verfahren geeignet, die den Patienten mit einer eher ärztlichen Haltung begleiten und imaginative, auch suggestive Techniken anwenden.

Allerdings wird auch ein analytisch vorgehender Therapeut traumatisierte Patienten nicht grenzenlos ihr traumatisches Erleben aus der Tiefe hervorkommen lassen und sie damit alleinlassen. Auch hier geht es um Strukturierung und Begrenzung des aus dem Trauma resultierenden destruktiven Agierens, aber nicht so sehr als vorgegebene, manualisierte Technik, sondern ad hoc, spontan aus dem Übertragungs-Gegenübertragungs-Geschehen heraus. Entsprechend meiner Arbeit mit familiär traumatisierten Patientinnen und Patienten wird es in diesem Abschnitt über psychoanalytische Therapie um diese Klientel traumatisierter (persönlichkeitsgestörter) Personen gehen.

Wenn wir heute eine große Gruppe unserer Patienten als Traumatisierte verstehen und bezeichnen, dann sollten wir uns bewusst sein, dass es eine lange Tradition psychoanalytischer Therapie von schwerer gestörten, also persönlichkeitsgestörten Patienten gibt, auch wenn man in der Pathogenese eine Traumatisierung nicht so hervorgehoben hat. So gibt es eine Tradition der modifizierten psychoanalytischen Therapie von Borderline-Persönlichkeitsstörung (siehe etwa Masterson 1976; Hartocollis 1977; Volkan & Ast 1992), auf die eine zeitgenössische psychoanalytische Therapie aufbauen kann. Aufgrund der neuen Erkenntnisse der frühkindlichen Entwicklung und der überragenden Bedeutung des Erwerbs der Symbolisierungs- und Mentalisierungskompetenzen inklusive der Behinderung dieser Entwicklung bzw. der Zerstörung einmal erworbener Fähigkeiten durch traumatische Einwirkungen werden Konzepte der Psychotherapie die Wiedergewinnung der Symbolisierungsfähigkeit in den Mittelpunkt stellen.

Vielleicht hat es außer in extremen Ausprägungen kaum je eine psychoanalytische Technik gegeben, die sich auf reine Deutungsarbeit beschränkt hat und ausschließlich die »korrekte« Deutung zum »richtigen Zeitpunkt« verwendet hat. Von Freud jedenfalls weiß man, dass er einen deutlich interaktionistischen Stil in der therapeutischen Situation bevorzugte und sehr dialogisch auf den Patienten einging, auch wenn er dies nicht unbedingt zum Maßstab gemacht und in Veröffentlichungen systematisiert hatte. Ferenczi entwickelte dagegen Theorien (die er aus seiner experimentellen Praxis ableitete) der aktiven Therapie, mit der er versuchte, einerseits die verborgenen Affekte des Patienten zu wecken bzw. zu erreichen, andererseits – damit irrte er allerdings – die emotionale Bedürftigkeit gerade der schwerer gestörten Personen direkt durch ein »mütterliches Verhalten«, das auch Körperkontakt einschloss, aufzufüllen.

Man kann wohl mit Recht behaupten, dass an die Stelle der Deutung heute das interaktionelle, dialogische »Spiel« von Patient und Therapeut getreten ist, dass analog zur Mutter-Säuglings-Interaktion die Vorstellung von Spielraum (Winnicott) und Containing (Bion) die Priorität erhalten hat.

Das entspricht eben der zentralen Notwendigkeit für diese Patientengruppe, neue Vorstellungen über ihr affektives und Fantasieleben zu gewinnen. Und zwar dadurch, dass der Therapeut Gedanken und durchaus auch Gefühle in der Gegenübertragung erlebt, die den verborgenen des Patienten entsprechen, dass er sie dem Patienten in symbolisierter, spielerischer Weise nahebringt, damit er durch Identifikation einerseits überhaupt die Möglichkeit neuen Denkens, Fantasierens und Fühlens kennenlernt und andererseits sie zunehmend selbst erleben kann.

Es ist also eine therapeutische Haltung gefordert, die eher aus der Kinderanalyse stammt als aus der Analyse von Erwachsenen. Schon Sándor Ferenczi (1931) überschrieb einen Aufsatz zur aktiven Therapie mit *Kinderanalysen mit Erwachsenen*; Donald W. Winnicott und Antonino Ferro waren bzw. sind ebenfalls Kinderanalytiker. Von Winnicott (1971b, S. 49) stammt der Satz: »Psychotherapie geschieht dort, wo zwei Bereiche des Spielens sich überschneiden: der des Patienten und der des Therapeuten. Psychotherapie hat mit zwei Menschen zu tun, die miteinander spielen.« Eine Ergänzung scheint noch angebracht: Wenn der Patient nicht spielen kann, muss er es in der Therapie lernen. Wenn der Therapeut es nicht kann, hat er seinen Beruf verfehlt.

Die Fähigkeit zur Symbolbildung hat einen zentralen Stellenwert für die menschliche Entwicklung. Man kann sagen, dass die Fähigkeit zur Trennung und die Fähigkeit, sich selbst und die Objekte, zu denen man in Beziehung tritt, als getrennt zu erleben, mit der Fähigkeit zur Symbolbildung korrespondieren. Inzwischen denke ich, dass Symbolbildung, Grenzbildung zwischen Subjekt und Objekt und die Fähigkeit des Ausdrucks von Affekten eng miteinander verknüpft sind. Wo die Symbolisierung, die Sprache fehlt, muss konkretisierend agiert werden. Das traumatische Gedächtnis führt unbeeinflusst von den Ich-Funktionen der Realitätskontrolle und der sozialen Regulierung, auch der Über-Ich-Funktionen, zum habituellen oder impulsartigen destruktiven Agieren.

Freud (1914g, S. 129f.) meinte bereits: Der Patient »reproduziert […] (das Trauma) nicht als Erinnerung, sondern als Tat; er wiederholt es, ohne natürlich zu wissen, daß er es wiederholt […]. Man versteht endlich […], dies ist seine Art des Erinnerns.«

Das Prinzip der Therapie von Traumatisierten liegt in der Förderung bzw. Wiederherstellung der Symbolisierungsfähigkeit und damit einhergehend in der Förderung der Entwicklung von Ich-Strukturen, die sich an der Grenze zwischen getrennten Objekten bilden. Die Entdeckungen aus der Säuglingsforschung zur Entwicklung der Symbolisierungsfähigkeit kann man durchaus auf die therapeutische Beziehung übertragen. Deshalb ist eine Aktivität des Therapeuten gefordert, mit der er dem Patienten Bilder und Vorstellungen liefert, auch die sprachlichen Symbole, die der Patient noch nicht zur Verfügung hat.

Die fortwährende Identifikation mit dieser »guten« mütterlichen Funktion gehört zu den neuen Erfahrungen des Patienten im therapeutischen Prozess, die weit über eine Reproduktion von in der Vergangenheit gemachten Erfahrungen in der Übertragung hinausgeht. »Der Analytiker muss versuchen, zu den mentalen Verfassungen der Patienten alternative Perspektiven bereitzustellen, und sie gleichzeitig immer dabei unterstützen, dass sie ein Gefühl für ihre eigene Erfahrung entwickeln. […] Die Internalisierung des Interesses des Analytikers an den mentalen Verfassungen und die Fähigkeit, darüber differenziert nachzudenken, verstärken die Fähigkeiten der Patienten, sich selbst für ihr eigenes Erleben zu interessieren und dafür Sorge zu tragen« (Fonagy & Target 2000, S. 994). Weil aber die Sprache dabei zu wenig verstanden wird, muss erst einmal auch der Therapeut in gewissem Sinne mitagieren.

Kurz gesagt, die Arbeit an der Beziehung ersetzt die Deutung (Sellschopp 1999; Holderegger 1993). Ferro kritisiert heftig eine traditionelle Form der »gesättigten« Deutung, die ein vorgeblich gesichertes Wissen über das Unbewusste des Patienten repräsentiert, er prangert eine »conviction driven ideology« an (2002b, S. 497), also eine von der eigenen Überzeugung getriebene Form der Deutung: »Ich glaube, der Analytiker setzt die Analyse aufs Spiel, wenn er auf der Basis eines Modells der Gewissheit arbeitet (das heißt eines Modells, das ihm erschöpfend erlaubt, das Funktionieren von Bereichen der Psyche des Patienten zu definieren, ohne die Entwicklung weiterer Nuancen des Verstehens zuzulassen) oder wenn sein psychischer Apparat [»mind«] nicht genügend empfänglich ist für das mögliche Auftauchen von etwas Neuem« (ebd., S. 483, eigene Übersetzung).

Ferro bevorzugt eine Form der Deutung, die er narrative Interpretation nennt: »Eine Umwandlung der Gefühle hat stattgefunden – in diesem Fall ohne die Zäsur einer Deutung, sondern durch das erleichternde Element der Erzählung; letztere enthüllt die Bedeutung, ohne in den Fehler zu verfallen, die Bedeutung zu definieren« (Ferro 2002a, S. 2).

Gerade von den Psychotherapeuten, auch Analytikern, die sich zum Teil ausschließlich auf die »neuen Traumatherapietechniken« konzentriert haben, ist eine heftige Kritik an der Psychoanalyse als geeignetes Verfahren für traumatisierte Patienten geübt worden. So pauschal ist die Verwerfung der psychoanalytischen Haltung und Technik natürlich unsinnig, es gibt nicht einmal *die* Psychoanalyse. Wenn aber ein von »Neutralität« bestimmtes »klassisch-orthodoxes« Vorgehen gemeint ist, muss man dieser vernichtenden Kritik eine gewisse Berechtigung zugestehen. Denn eine solche Haltung und Technik kann durchaus allzu konkret ein Entbehrungstrauma wiederholen.

Retraumatisierungen sind meines Erachtens auch sonst zu erwarten, wenn in der therapeutischen Beziehung vonseiten des Therapeuten eine Situation aktiv agierend hergestellt wird, die in konkreter, nicht symbolisch verfremdeter Form die Traumatisierung wiederholt. Dies betrifft zum Beispiel offen sexuelle Angebote oder auch ein lang andauerndes Beharren des Therapeuten auf einem angenommenen Wissen über die innere Realität einer Patientin, das diese in keiner Weise nachvollziehen kann und auch keine Möglichkeit hat, sich dagegen durchzusetzen.

Ein Beispiel für Retraumatisierung durch eine offenbar »klassische«, von »Neutralität« bestimmter analytischen Therapie habe ich in einer Folgetherapie kennengelernt:

> Eine essgestörte, suizidal gewesene Borderline-Patientin berichtete, dass sie schließlich die Analyse auf der Couch bei einer sehr schweigsamen, für sie nicht erreichbaren Analytikerin nach zwei Jahren abgebrochen hatte, um sich aus furchtbaren Zuständen von Leblosigkeit und Einsamkeit zu befreien. Danach magerte die Patientin auf ein Körpergewicht von 28,8 kg (bei 174 cm Körpergröße!) ab und wurde in einem zehn Monate dauernden Aufenthalt in einer psychosomatischen Klinik so weit wiederhergestellt, dass sie sich einer langjährigen ambulanten kombinierten Einzel- und Gruppenpsychotherapie in meiner Praxis unterziehen konnte.

In einem anderen Fall traf die technisch-neutrale Haltung des Analytikers auf das habituelle Fremdheitsgefühl der Patientin, das sie als Kind von Flüchtlingseltern transgenerational entwickelt hatte. Darüber hinaus kam es vor, dass er die Sitzung verließ, um im Vorzimmer mit der Sekretärin zu sprechen, oder dass er an der – viel zu lange – wartenden Patientin vorbeiging, ohne sie zu grüßen. Auf diese Vorfälle angesprochen, verwies er stets auf die »unbewussten Fantasien« der Patientin, sprach von Übertragung und was ihr dazu einfiele, wann sie sich schon einmal ähnlich gefühlt habe. Natürlich wurde die transgenerational vermittelte Identität einer Fremden, Zurückgestoßenen konkret aktualisiert, und die Patientin reagierte zunehmend mit dissoziativen Symptomen wie Derealisation bis hin zu Suizidalität. In ihrer Abhängigkeit führte sie einen verzweifelten Kampf um Anerkennung der Realität durch den Analytiker, den sie schließlich, da sie ihre Lebensorganisation immer weniger bewältigen konnte, durch einen Therapieabbruch aufgab.

Heute bestimmt eine Haltung den Mainstream der Analyse, die das Unbewusste nicht durch Deutung, sondern vielmehr durch den interaktionellen Dialog, durchaus auch durch das spielerische gemeinsame Agieren und Mitagieren, das Enactment, erfahren will. Dabei wird selbstverständlich davon ausgegangen, dass die therapeutische Beziehung intersubjektiv zu verstehen ist, das heißt von beiden Beteiligten (im Falle der Gruppenpsychotherapie von allen Beteiligten) gemeinsam gestaltet wird, dass also auch das individuelle Erleben der Situation durch den Therapeuten mit einfließt, wenn dieser auch das, was er da von den Patientinnen und Patienten mitteilt, professionell kontrollieren, sozusagen filtern muss. Begriffe wie Übertragung und Gegenübertragung sollten im Lichte der Intersubjektivität neu gedacht werden; Ogden (1997) spricht von Übertragungs-Gegenübertragungs-Matrix als gemeinsam geschaffenem »therapeutischem Dritten«. Ferro (2002a) verwendet den Begriff »analytisches Feld«.

Natürlich sind Analytiker und Patient nicht gleich; das Experiment der mutuellen, gleichberechtigten Analyse ist Ferenczi gründlich missglückt. Es bleibt immer eine Asymmetrie bestehen (der Analytiker berichtet ja nicht von seiner Kindheit, seiner Mutter, seiner Ehe) und auch die Abstinenzforderung bleibt erhalten in dem Sinne, dass zu keinem Zeitpunkt die Bedürfnisse des Analytikers befriedigt werden dürfen. Unter diesen Bedingungen können aber durchaus Meinungen, auch Wertungen, in begrenztem Umfange sogar Affekte des Therapeuten in die Auseinandersetzung einfließen – Ralf Zwiebel hat einmal in einer Diskussion angemerkt, der Analytiker dürfe durchaus Persönliches, nicht aber Intimes einbringen.

Unter diesen Voraussetzungen halte ich es nicht nur für erlaubt, sondern geradezu für geboten, dass in der psychoanalytischen Therapie – in welchem Setting auch immer – das Trauma, das heißt die traumatisierende Situation in entsprechenden Beziehungen, abgeschwächt immer wieder erlebt werden muss.

Das trifft insbesondere für chronische, lang dauernde Traumata in der Kindheit zu, die die bestehenden, für das Kind lebensnotwendigen Beziehungen zerstört haben und die immer mit Verlassenheitsdrohung und mit Verwirrung über die widersprüchlichen Botschaften der Erwachsenen verbunden sind. Ein solches Trauma, das sich typischerweise auf vorher bestehende frühe Traumata, in der Regel solche der emotionalen Entbehrung und des mangelnden Aufgehobenseins, aufpfropft, wird ganz anders in die Psyche des sich entwickelnden Kindes eingearbeitet als Extremtraumata im Erwachsenenalter durch Täter, zu denen vorher keine Beziehung bestand. Bestimmte Eigenschaften des Täters, der Verrat eines Versprechens, sich um das Kind zu sorgen, tatsächliche Übergriffe und natürlich die Abwehr insbesondere projektiver Art sollen in der Beziehung zum Therapeuten bzw. zur Gruppe, auch in der Übertragung auf die Therapie als Institution, wiederbelebt werden.

Dabei darf natürlich nicht das ganze Ausmaß der Affekte, die dem Trauma entsprechen, frei werden, vielmehr wird das dem Trauma entsprechende Beziehungsgeschehen fragmentiert und dosiert immer wieder erlebt und durchgearbeitet werden müssen. Und nicht jeder Patient wird für eine langjährige Beziehungstherapie auf analytischer Grundlage, das heißt für ein letztlich die frühen Beziehungserfahrungen aufdeckendes Verfahren, geeignet sein. Viele Patientinnen und Patienten werden mehr von übenden und suggestiven Verfahren profitieren, in denen die Bearbeitung der Beziehung und also auch die Übertragungsbeziehung eine geringe oder jedenfalls keine explizit ausgesprochene Rolle spielt.

Damit wäre auch die Frage nach der Differenzialindikation für jeden einzelnen Patienten aufgeworfen. Ich möchte nicht von einer speziellen psychoanalytischen Technik der Therapie von Traumatisierten sprechen, sondern vielmehr von Besonderheiten einer psychoanalytisch-psychodynamischen Beziehungstherapie. Nicht so sehr technische Regeln, als vielmehr Intuition und Erfahrung sowie ein bei aller Abstinenz aktives Vorgehen bestimmen die Therapie. Mit dieser Auffassung von analytischer Psychotherapie stehe ich natürlich nicht allein, vielmehr schließe ich mich Kernberg (1999, 2000) und Bohleber (2000), auch Sellschopp (1999), letztlich Ferenczi (1938, S. 294) an. Ich denke, es kommt nicht so sehr darauf an, was der Therapeut *tut*, sondern wer er *ist*; deshalb haben die Auffassungen des Therapeuten auch viel mit seiner Person zu tun.

## Phasenverlauf der Therapie traumatisierter Patienten

Es ist schwer, für die Therapie einer noch dazu kaum einheitlichen Patientengruppe allgemeingültige Regeln zu formulieren. Mit verschiedenen Manualisierungsschemata wird so etwas versucht, und für die kurz dauernde stationäre Psychotherapie hat das natürlich auch seine Gültigkeit. Kaum möglich ist es zudem, einen mehr oder weniger gesetzmäßigen Ablauf zu konstruieren. Besonderheiten einer modifizierten analytischen Therapie für traumatisierte Patienten lassen sich gleichwohl beschreiben. Auch gibt es einen gewissen Phasenverlauf, ähnlich wie für die psychoanalytische Therapie insgesamt: eine Phase der anfänglichen positiven (globalen) Übertragung inklusive Arbeitsbündnis, dann die Phase des Durcharbeitens insbesondere der Übertragung (auch in ihren negativen Qualitäten) und drittens die einer sorgfältigen Trennungsarbeit.

Für die Therapie schwer gestörter Patientinnen und Patienten ist es sehr wichtig, sich darüber im Klaren zu sein, dass je nach Stand der Entwicklung der therapeutischen Beziehung doch mehr oder weniger schonend bzw. dann auch konfrontativ und mit Affekten verbunden interveniert werden sollte. Das allgemeine Prinzip wäre, am Anfang der Therapie mit einer Art »Unschuldsvermutung« (Amati 1990, S. 731) dem Patienten zu begegnen, ihn also überwiegend erst einmal als das Opfer zu sehen, das er ja gewesen ist, denn von Schuldgefühlen (die tunlichst zu vermindern sind) ist er ohnehin längst geplagt. In einer mittleren Phase muss es darum gehen, den Patienten zunehmend an die eigene Verantwortung für sein Leben zu mahnen, ihn also auch mit destruktiven Anteilen und Verhaltensweisen zu konfrontieren. In der dritten Phase sollte man sich vornehmlich der Trennung widmen, zum einen der Trennung von dem verinnerlichten Gewaltsystem und den engen Bindungen an seine entsprechenden Vertreter, verbunden zum anderen aber auch mit der Trennung vom therapeutischen Objekt.

## Erste Phase: Die idealisierte Mutter-Übertragung

Traumatisierte Patienten sind häufig zurückgezogen, verschlossen, stehen neuen Beziehungen mit Misstrauen gegenüber und sind gezwungen, Beziehungen zu kontrollieren bzw. Nähe und Distanz aufwendig zu regulieren. Eine Möglichkeit, diese Hindernisse dafür, Beziehungen einzugehen, zu überwinden, ist die Idealisierung. So wird häufig der Therapeut (und die Therapie) anfangs als »nur gutes« Objekt erlebt. Ich habe diese Phase als »idealisierende Mutter-Übertragung« (Hirsch 1993a, 2004) bezeichnet. Dementsprechend sollte der Therapeut in dieser ersten Phase ein umfassendes Halten (»holding«) gewährleisten, bestimmt von der unterstützenden Begleitung und Bestätigung von Erinnerung an vergangene und der Wahrnehmung von gegenwärtigen Beziehungskonstellationen.

Entsprechend der »Unschuldsvermutung« nimmt man die Konzepte der vergangenen und aktuellen Beziehungen stillschweigend hin, sie sollten erst einmal nicht in Frage gestellt werden. Ihre negativen Anteile kann der Therapeut ja im Sinne des Containings im Gedächtnis bewahren und später bei passender Gelegenheit in die Auseinandersetzung einbringen. Trotz vielfacher Abhängigkeiten und besonders aufgrund von Schuldgefühlen, die an das Tätersystem binden, wird in dieser Phase bereits ein erstes solidarisches Bündnis gegen die Gewalt möglich sein, auch eine erste Wut auf den Täter und die anderen Familienmitglieder, die das Kind nicht hatten schützen können.

Im Sinne der Klärung der Realität können bereits die Gewaltverhältnisse benannt werden, auch wenn der Täter noch geschont werden muss. Keinesfalls aber sollten Interpretationen gegeben werden, die negative Anteile des Patienten konfrontativ benennen. Ebenso sind in dieser Zeit Übertragungsdeutungen nicht korrekt, denn solche Deutungen würden den Patienten verantwortlich machen für das Erlebte, das Beziehungsgeschehen innerhalb und außerhalb der Therapie, das er nicht als durch Übertragung verzerrt, sondern als real von außen kommend erlebt. Auch die noch nötigen Projektionen verpönter eigener Anteile sollten nicht relativiert werden, nicht einmal selbstbeschädigendes Verhalten, wenn es nicht extreme, bedrohliche Ausmaße annimmt.

Von William R. Fairbairn (1952) stammt die Idee, dass man schwerer gestörten Patienten keinesfalls zu früh die Schuldgefühle nehmen darf, denn diese binden das Opfer an die Täter – und diese Bindungen sind noch lange notwendig, da alternative Objekte für den Patienten nicht in Sicht ist.

## Zweite Phase: Die negative, paranoide Mutter-Übertragung

Das nun wachsende Vertrauen macht die therapeutische Beziehung einerseits belastbar, andererseits entstehen nun auch Enttäuschungen aufgrund der Idealisierung und der entsprechenden hohen Erwartungen. Das kann sich punktuell ganz dramatisch ausdrücken: Häufig wird in der Literatur berichtet und das deckt sich mit meiner Erfahrung –, dass die ersten größeren Therapieferien wie eine Trennung und als massiver Verrat eines Versprechens, für den Patienten immer da zu sein, erlebt werden.

Auch Vamik D. Volkan und Gabriele Ast (1992, S. 110) geben ein ähnliches, drastisches Beispiel:

> »Als sie [die Patientin] auf den herannahenden Urlaub des Analytikers dadurch reagierte, daß sie das ›böse‹ Vaterbild reaktivierte, steckte sie eine geladene Pistole in ihren Mund und rief ihren Analytiker [...] an. Der Analytiker wußte, daß der Vater die Gewohnheit gehabt hatte, seinen Penis in den Mund des kleinen Mädchens zu stecken. [...] Der Analytiker sagte ihr, daß die Pistole den Penis des Vaters darstellte und daß sie in dieser Handlung die Angst erregenden Erlebnisse ihrer Kindheit erinnerte. Der Übertragungsaspekt dieses Vorfalls war, daß sie keinen Puffer mehr zwischen sich und ihrem ›bösen‹ Vater hatte, da sie die ›gute‹ Mutter/den Analytiker wegen seines Urlaubs verlor.«

Diese zweite Phase der negativen Übertragung auf den Therapeuten als einer versagenden Mutter kann man auch »Phase der narzisstischen Kränkungswut« nennen. Es kommt zum Erleben basaler Defizite, früher Trennungsängste, archaischer Wut und zu einem grundlegenden Schuldgefühl (Basis-Schuldgefühl). Jetzt treten auch paranoide Vorstellungen auf, die den Therapeuten als feindlich, systematisch schädigend und versagend erleben lassen; damit werden eigene Existenz- und Identitätsängste bekämpft.

Aus ähnlichen Abwehrgründen treten Spaltungen ein; man kann nur hoffen und daran arbeiten, dass die positive Phase eine genügend tragfähige Beziehung ermöglicht hatte, denn nun kann es vorkommen, dass das therapeutische Objekt als »nur böse« erlebt wird und andere äußere Objekte idealisiert werden. Die Destruktivität äußert sich im Agieren durch Selbstbeschädigung, Unfälle, Neuaufsuchen von sadomasochistischen Partnerbeziehungen, Sucht und Suizidalität. Diese Destruktivität muss jetzt auf die Therapie bezogen werden, denn ein solches Agieren ist immer ein Vorwurf gegen sie und immer ein »Attentat« auf die therapeutische Beziehung.

## Dritte Phase: Das Durcharbeiten

Eigentlich hat inzwischen die Phase der Durcharbeitung schon begonnen. Neben der Konfrontation mit destruktiven Anteilen und der jetzt möglichen Übertragungsdeutungen kann und soll nun die komplizierte Beziehung des Opfers zum Täter und zum Täter-System (Familie) bearbeitet werden. Eine Integration des Erlebens der aktuellen Realität, der Übertragungsbeziehung und der Beziehungen damals mit ihren komplizierten, ambivalenten Verstrickungen soll jetzt erreicht werden. Insbesondere die sozusagen mikrochirurgische Differenzierung verschiedenster Schuld- und Schuldgefühlqualitäten ist nun zentral – ich habe für das Inzestopfer insgesamt acht solcher Schuldgefühlqualitäten gefunden (Hirsch 1987).

Nun wird die destruktive Wut auf den Täter und die Kollaborateure gelenkt, hier fungiert der Therapeut als Zeuge und als konstruktiver Begleiter, der auch die Realitätsprüfung übernimmt. Allerdings kommt es immer wieder zu negativen Übertragungsmanifestationen. Aggression und Sexualisierung entstehen in der Übertragung und aufgrund projektiv-identifikatorischer Vorgänge auch in der Gegenübertragungsreaktion. Neben der Schuld- und der Schuldgefühlbearbeitung können nun Schamgefühle zugelassen und sollten auch bearbeitet werden, denn das Zulassen der Scham ist ein Schritt der Trennung vom Gewaltsystem (Amati 1990). Der Täter schämt sich nicht, die Scham unterscheidet das Opfer von ihm und bildet eine Grenze.

## Das Trauma in der Übertragung

Wie erwähnt, steht für mich außer Frage, dass das Trauma in der Übertragung nach und nach, und zwar abgeschwächt, wiederbelebt werden muss (vgl. Sellschopp 1999; Holderegger 1993; Bohleber 2000; Kernberg 1999). Anders kann eine Neugewinnung der Symbolisierungsfähigkeit nicht geschehen. Das bloße affektlose Erinnern des traumatischen Geschehens führt nicht zu einer Auseinandersetzung mit dem Täter (die damals und eigentlich nie möglich war, sie muss jetzt stellvertretend geleistet werden, um das Täter-Introjekt kleiner zu machen). Erst eine sprachliche Symbolisierung ermöglicht dies, verbunden mit adäquaten Affekten und damit eine allmähliche Loslösung, eine Herauslösung aus der Opfer-Identität.

Da Übertragung heute meistens nur noch eine Kurzformel ist für das Erleben der therapeutischen Beziehung durch den Patienten (und entsprechend Gegenübertragung das Erleben des Therapeuten), geht es um die Beziehung, in der nun die Täter-Opfer-Situation wiederbelebt wird, und dies keineswegs nur verbal, sondern durch Enactments, ein Agieren und Mitagieren in der Übertragung/Gegenübertragung. Das ist ein manchmal heftiges Spiel, in der die damals undenkbare Selbstbehauptung des Opfers modellhaft möglich wird. In diesem vorübergehend immer wieder heftigen Prozess spielt die projektive Identifikation eine große Rolle: Der Patient legt auf subversive Weise die dem Täter und der Gewalt entsprechenden Erfahrungen im Therapeuten ab, der diese zum Teil mit heftigen Affekten in sich erlebt.

Es ist nicht immer einfach, nun die Kontrolle zu behalten und das Containment aufrechtzuerhalten, deshalb hat Hans Holderegger (1993, S. 19) auch von »traumatisierender Übertragung« gesprochen, die durch die »projektive Inszenierung von Gefühlen wie Ohnmacht, Verwirrung, Wut, Schuldgefühl und Angst« im Therapeuten entsteht. Holderegger (ebd., S. 23) meint, »dass die Patienten ihre frühen Traumatisierungen, das heißt die das Trauma auslösenden gefährlichen Affekte, nur indirekt mitteilen können, indem sie den Analytiker in einer Art Verschmelzung mit dem bedrohlichen Introjekt ›traumatisieren‹. Ich verwende für dieser Art der Übertragung den Begriff ›traumatisierende‹ Übertragung, weil der Analytiker in der Gegenübertragung mindestens partiell dem Trauma ausgesetzt wird, das der Patient als Kind erlebte und das ihn immer wieder zu destabilisieren droht. Da die Traumatisierung des Analytikers in der Regel nur signalartigen Charakter besitzt und deshalb nicht eigentlich derjenigen des Patienten entspricht, ist das Adjektiv ›traumatisierende‹ in Anführungszeichen gesetzt.«

Durch diese Art der »projektiven Inszenierung«, wie die treffende Wortschöpfung Holdereggers lautet, liegt eigentliche eine konkordante Identifikation in der Gegenübertragung (Racker 1957) vor. Der Analytiker fühlt sich als Opfer mit allen Gefühlen der Ohnmacht, sogar Angst, Existenzangst gar (vielleicht sogar, den Beruf verfehlt zu haben!), bis hin zu Schuldgefühlen (etwas falsch gemacht zu haben) und Scham, unfähig, inadäquat zu sein. Einer Abwehr dieses Opfer-Erlebens in der Gegenübertragung würde die Entwicklung einer komplementären Identifikation gemäß Racker entsprechen, nämlich die Identifikation mit dem Täter, verbunden mit einer Schuldzuweisung an das Opfer.

Da man solche Prozesse nicht absichtlich vermeiden kann, ist es jedoch geboten, sie auf jeden Fall ohne Vorwurf als ein lediglich aus der Beziehungsdynamik entstandenes Phänomen zu benennen. Dies ist vielleicht der heikelste Punkt in der Phase der Durcharbeitung des traumatisierenden Geschehens. »Nach Racker wechselt der Analytiker zwischen diesen beiden Arten von Gegenübertragungsidentifizierungen hin und her« (Kernberg 1975, S. 80). Der Analytiker habe, Kernberg zufolge, mit primitiven Impulsen in sich selbst zu kämpfen, er verspüre die Neigung, den Patienten beherrschen zu wollen, und so »wiederholt er damit auch eine frühere Beziehung des Patienten zu einer bedeutsamen Elternfigur« (ebd.).

Hier entscheidet sich, ob trotz dieser auch affektiv hoch aufgeladenen Wiederholungssituation die Beziehung erhalten bleibt, und zwar durch die gemeinsame Reflexionsarbeit, mit der eine »korrektive Erfahrung in der analytischen Situation fundamentale Strukturveränderungen im Ich des Patienten« bewirken kann. Oder aber ob sich die frühe traumatische

Kindheitserfahrung in einem »Circulus vitiosus der traumatischen Interaktion des Patienten mit der negativen Elternimago« wiederherstellt (ebd.).

»Traumatisierende« Erfahrungen, also starke, mit Affekten und Schuldgefühlen beladene Erfahrungen dieser Patientinnen und Patienten haben auch zu einer Weigerung von Analytikern geführt, mit ihnen weiter in der Übertragung und Gegenübertragung zu arbeiten. Ulrich Sachsse (1996) gibt dazu eine Art Bekenntnis in seinem Aufsatz *Die traumatisierende therapeutische Beziehung. Projektive Identifizierung in der Psychotherapie als Kommunikation und Konfliktentlastung.* Er gibt die analytische Haltung auf und propagiert »Entwicklungsangebote«, »seelische Techniken, um Abwehr aufzubauen und zu verstärken, etwa Gedankenstopp, Gegengedanken, meditatives Vorbeiziehen-Lassen belastender Gedanken und ähnliches« (ebd., S. 359).

Wie gesagt, für viele, besonders akut traumatisierte Personen, ist ein solches abgegrenztes Vorgehen unter Ausschluss von Übertragungs- und Gegenübertragungsaffekten sicher sinnvoll. Es geht aber an den Bedürfnissen derjenigen, die ein therapeutisches Beziehungsangebot erwarten, um die verinnerlichte Beziehungsdynamik zu entäußern und zu klären, vorbei.

# Übertragung und Gegenübertragung in der Traumatherapie

## Intersubjektivität

Wenn man den Begriff der Übertragung und den der Gegenübertragung überhaupt noch beibehalten möchte, muss man sagen, dass die Übertragung das Erleben der therapeutischen Beziehung durch den Patienten, Gegenübertragung das Erleben durch den Analytiker meint. Es gibt aber Beziehungsdimensionen, die über das Erleben noch hinausgehen. Gerade schwer gestörte Patienten neigen dazu, die in ihnen abgelegten destruktiven Selbstanteile (traumatisches Introjekt) aus Abwehrgründen, nämlich um sie loszuwerden, in einer relevanten Beziehungsperson abzuladen, sie ihrem Gegenüber geradezu zu implantieren. Diesen Vorgang bezeichnet man als »projektive Identifikation«, wie ich es bereits beschrieben habe.

Ferenczi (1985) verwendete dafür ein Bild: Wenn jemand morgens schlecht gelaunt aufsteht, gibt er seinem Hund vielleicht einen Tritt, sodass dieser sich jaulend davontrollt – und die Laune seines Herrn ist schon wesentlich gebessert. »Mit dem Bewußtsein des Analytikers« wird etwas angestellt (Segal 1977, S. 112). Eine »spezifische affektive Erfahrung« (Modell 1990, S. 54) dringt in den Empfänger ein und bringt ihn dazu, so zu empfinden und so zu reagieren, wie es den unerträglichen Teilen des Senders entspricht. Die Grenzen zwischen Analytiker und Analysand sind verwischt, der Ursprung der affektiven Beziehungsqualität ist nicht mehr auszumachen.

Ist es die Wut des Patienten, die dieser nicht haben will, die aber der Analytiker mit voller Wucht erlebt? Oder ist es doch der Analytiker, der die eigenen Aggressionen gegen den Patienten richtet? Ist die Verliebtheit des Analytikers durch die (unbewusste) Verführung durch seine Analysandin zustande gekommen oder liebt er jemanden mit seinem sexuellen Begehren, der lediglich Zärtlichkeit und Verständnis braucht?

Arnold H. Modell (ebd., S. 57) gibt ein Beispiel: »Ein männlicher Analysand, der seine Mutter als manipulativ, sexuell überstimulierend und herabsetzend erlebte, beförderte diese Erfahrung in seine Analytikerin auf folgende Weise hinein: Einmal folgte er ihr in das Sprechzimmer, und bei der Gelegenheit sagte er ihr, dass er sie vergewaltigen wolle. Wegen der Intensität und des Andrängens dieses Ansinnens war die Analytikerin nahe daran, die Kontrolle zu verlieren. Sie wurde auf diese Weise gezwungen, in die psychische Realität des Patienten hineinzugehen, denn sie erlebte eine sexuelle Erregung, die Angst machend, unangemessen und entwürdigend war. Die Analytikerin wurde dazu gebracht, genau das zu fühlen, was der Patient von seiner Mutter erfahren hatte« (eigene Übersetzung).

Setzt man das Nachdenken über Übertragung und Gegenübertragung fort, kommt man leicht in einen Bereich, in dem man an der Definierbarkeit von sozialer, also Beziehungswirklichkeit überhaupt zweifelt. Provoziert der Patient die Gegenübertragung des Analytikers? Provoziert der Analytiker die Übertragung des Patienten? Ist die Interpretation »das, was innerhalb der Psyche der Patienten existiert, oder ist es eine Schöpfung der Psyche des Analytikers?«, fragt sich Modell (1990, S. 94, eigene Übersetzung).

Letztlich gibt es keine objektive Wirklichkeit, es kann nur einen Konsensus, eine Übereinstimmung nach einer Verhandlung der beteiligten Partner geben über das tatsächliche Gemeinsame. Am ehesten wird ein Konsensus als Annäherung an eine psychische oder interpersonelle Wirklichkeit erreicht nach einer intensiven Auseinandersetzung in einer analytischen Gruppe, die zu einer gemeinsamen Meinung über etwas Geschehenes oder Erlebtes gelangt ist. Das Wichtige an dem modernen Begriff der Intersubjektivität in Bezug auf die analytische Psychotherapie ist, dass anerkannt werden muss, dass das, was in der Interaktion geschieht, immer das Produkt der Beteiligten ist, auch und gerade wenn sie es verschieden erleben. Die Aufgabe ist, in der Auseinandersetzung über dieses Erleben eine Art von Übereinstimmung zu erreichen.

In einer Sitzung mit Jolande K., einer Krankenschwester, die ein schweres Selbstbeschädigungssyndrom entwickelt hatte, hatte ich deutlich meinen Ärger darüber ausgedrückt, dass sie ohne mein Wissen eine andere Therapiesituation vereinbart hatte, sodass sie eine Woche ihre Sitzungen nicht würde wahrnehmen können. Am Schluss passierte es mir aufgrund einer unbewussten Gegenübertragungsreaktion – der Ärger war offenbar keineswegs überwunden –, dass ich die Sitzung zehn Minuten vor der Zeit beendete. Das löste einen Sturm von Fantasien in der Patientin aus, die sie mir in einem Brief mitteilte:

»Aber nachdem Sie mich heute hinausgeworfen haben, habe ich doch das Bedürfnis, herauszubekommen, was ich nun wieder verbockt habe. Mir ist klar, dass Sie wieder sagen werden, es wäre alles ganz anders gewesen, Sie hätten die Therapie nicht abgebrochen usw. Aber wenn Sie ehrlich sind, haben Sie die Sitzung vor der Zeit beendet, weil ich Sie maximal verärgert habe. Trotzdem will ich gerne einiges aus meiner Sicht darstellen […], weil ich mich so gekränkt, unverstanden und hilflos fühle, dass ich es wenigstens einmal richtigstellen möchte […].

Ehrlich gesagt, habe ich auch eine Mordswut in mir. Egal, ob ich wieder nur einer Übertragung erliege oder ausnahmsweise mal was richtig wahrnehme, habe ich den Eindruck, dass Sie genauso sind wie meine Eltern […]. Mein Eindruck ist, dass ich nicht in ihr Konzept passe. […] Den Therapieabbruch muss ich hinnehmen, kann ihn auch nachvollziehen, auch wenn ich gerne weitergemacht hätte!«

Die Patientin fiel aus allen Wolken, als sie erfuhr, dass die Therapie keineswegs abgebrochen worden war und das zu frühe Ende auf einer Fehlleistung meinerseits beruhte, was ich ihr, nachdem ich ihr geschrieben hatte, sie möge zu ihrer nächsten Sitzung kommen, direkt sagte.

An diesem Beispiel wurde mir klar, dass mein Beitrag zu dieser affektiven Zuspitzung meine Empfindlichkeit und Kränkbarkeit war, mit der ich mich von der Patientin zugunsten eines anderen Objekts übergangen fühlte, sodass ich – nicht gerade souverän – mit einer Fehlleistung reagierte. »Die Subjektivität des Therapeuten bildet eine grundlegende motivationale Quelle und einen strukturierenden Einfluss auf den therapeutischen Prozess. Wenn das subjektive Leben eines spezifischen Patienten und das eines spezifischen Therapeuten in der therapeutischen Begegnung konvergieren, wird eine spezielle Beziehung etabliert, die keiner anderen gleicht« (Natterson 1991, S. 223, eigene Übersetzung).

## Enactment

Die Psychoanalyse hatte sich des Mittels der Sprache zu bedienen, das war ein »Gesetz«. Wenn der Patient innerhalb oder außerhalb der therapeutischen Situation handelte, etwas inszenierte, dann nannte man es »Agieren«. Und Agieren war verpönt, war ein eklatanter Widerstand gegen die psychoanalytische Arbeit, ebenso das »Mitagieren« des Analytikers. Dabei wurde übersehen, dass das »Agieren« wie auch das »Mitagieren« doch Äußerungen der Beteiligten sind, die etwas zeigen und mitteilen, was vielleicht zu gegebener Zeit nicht mit Worten auszudrücken ist, dafür aber doch durch die Handlung kommuniziert wird und unter Umständen wertvolle Inhalte enthält, die zu entdecken wären.

Eine reduktionistische Auffassung der therapeutischen Beziehung, die meinte, alles Wichtige zwischen den Beteiligten würde ausschließlich durch die Sprache ausgedrückt, geht an der Realität vorbei. Viele kleine Handlungen werden kaum merklich unbewusst erfolgen, und zwar sowohl vom Analytiker als auch vom Patienten. Der Begriff »Enactment« meint das gemeinsame Handeln von Patient und Therapeut, die Interaktion, auch die gemeinsame »Inszenierung« (vgl. I. Hirsch 1996).

Wie beim Übertragungs- und Gegenübertragungsgeschehen und bei der projektiven Identifikation kann man der Meinung sein, dass das Enactment des Analytikers vom Patienten »erzwungen« wird, auch wenn es sich für die psychoanalytische Arbeit als förderlich erweist. Natürlich wäre die intersubjektive Auffassung die, dass Initiative und Motivation der Handlung von jeweils beiden Handelnden ausgehen kann. Fantasien beispielsweise werden oft nicht bewusst, bevor sie nicht in Aktionen ausgedrückt werden: »Am Anfang stehen *Handlung* und *Geste.* Phantasien, Gedanken, Träume, Spiel und Vorstellungen folgen nach. Die psychische Realität ist etwas Nachträgliches! *Handlungen* und *Gesten* rufen sie hervor und bestimmen ihr Schicksal und ihr Los« (Khan 1982, S. 173).

Je mehr gehandelt wird und je mehr die Interaktionen affektiv aufgeladen sind, desto schwieriger wird es natürlich sein, die Kontrolle zu behalten, damit das Geschehen für den Patienten förderlich und nicht etwa beeinträchtigend oder beschämend wird. Es ist eine Gratwanderung, die man jedoch aufnehmen sollte, und Otto F. Kernberg gibt dem risikofreudigen Analytiker tröstend und Über-Ich-entlastend mit auf den Weg: »Bei der Arbeit mit schwer regredierten Patienten kann es durchaus geschehen, daß der Therapeut gelegentlich seine ›analytische Objektivität‹ während der Behandlungsstunde verliert, aber am Schluß der Sitzung oder ein paar Stunden später hat er in der Regel sein Gleichgewicht wiedergefunden« (Kernberg 1975, S. 77).

## Sexualisierung und Liebe

### Sexualisierung

Eine Sexualisierung innerhalb der therapeutischen Begegnung kann als Versuch einer Bewältigung traumatisierender Erfahrung eingesetzt werden. Sie hat die Psychoanalyse von

Anfang an beschäftigt, die, wie Marion M. Oliner (1996, S. 14) meint, an der Verwerfungslinie von Realität (Verführung) und (triebbedingter) Fantasie entstand, ähnlich wie auch der Traum von Quellen beider Seiten gespeist wird, Tagesrest und Fantasie, außen und innen. Gerade beim Thema »Sexualisierung« begegnen sich sozusagen Freud und Ferenczi, Sexualtrieb und sexueller Missbrauch. Ich plädiere übrigens dafür, »Sexualisierung« im Gegensatz zu »Erotisierung« in der englischsprachigen Literatur zu verwenden, denn »Erotik« hat dort einen viel stärker sexuellen Charakter als im deutschsprachigen Raum. Während »Verführung«, sexueller Missbrauch eines Kindes also, ein Trauma durch Überstimulierung darstellt, ist als ursächlicher Faktor von sexualisierter Symptomatik und Verhalten bei hysterischen Patientinnen seit langer Zeit auch ein traumatischer emotionaler Mangel oral-narzisstischer Natur, also in der prä-ödipalen Zeit wurzelnd, diskutiert worden (Marmor 1953).

Das Prinzip der Sexualisierung, also der Funktionalisierung genital erscheinender Sexualität zu anderen Zwecken, bezeichnet Marc H. Hollender (1971, S. 22): Mädchen, die später das entwickeln, was man eine hysterische Charakterstörung nannte, wendeten sich an ihre Väter als Ersatzmütter; aus ihnen würden Frauen, die Sexualität einsetzen, um von Männern mütterliche Zuwendung zu erhalten. Das Trauma, das zur Sexualisierung führt, kann also, wie so oft, sowohl ein frühes sein, ein spätes sexuelles oder das Resultat zweier aufeinanderfolgender Traumatisierungen.

Sicher wird Sexualisierung von basalen narzisstischen Bedürfnissen durch sexuellen Missbrauch durch Erwachsene verursacht, also durch eine Einwirkung von außen. Für den typischen familiären sexuellen Missbrauch ist es charakteristisch, dass sich ein weich, gewährend erscheinender Vater als »bessere Mutter« anbietet und das Versprechen macht, elterliche Liebe zu geben, nun aber in einem grandiosen Zynismus seine sexuellen Bedürfnisse, also die der sexuellen Liebe Erwachsener, mehr oder weniger gewaltsam an die erste

Stelle setzt (Hirsch 1987). Sexualität wird im Wiederholungszwang später immer wieder eingesetzt, um Erfüllung ganz anderer Bedürfnisse nach Akzeptiertsein, Unterstützt- und Anerkanntwerden zu erfahren.

Die Wahrscheinlichkeit, Opfer sexuellen Missbrauchs durch Erwachsene außerhalb der Familie zu werden, ist umso größer, je bedürftiger sich das Kind mit seinen kindlichen Wünschen auch an Fremde im Sinne einer Art Heimkindsyndrom (»intrafamiliärer Hospitalismus«) wendet. In beiden Fällen liegt ein Ablauf von emotionaler Deprivation und späterem sexuellem Missbrauch vor, und zwar im Sinne des bereits erwähnten zweizeitigen Ablaufs von Mutter- und Vatertrauma (Hirsch 1987).

## Übertragungsliebe

Es gibt ein ganzes Spektrum verschiedener, mehr oder weniger »reifer« Qualitäten der Übertragungsliebe. Einem sexualisierenden Trauma entspricht am ehesten die sexualisierte (»erotized«) Übertragung, sie ist konkretistisch, gehört zum Borderline-Niveau und ist auch in die Nähe der Psychose gerückt worden. »Sie ist eine intensive, lebhafte, irrationale erotische Besetzung des Analytikers, charakterisiert durch offene, anscheinend ichsyntone Forderungen nach Liebe und sexueller Erfüllung durch den Analytiker« (Blum 1973, S. 63, eigene Übersetzung).

Das fehlende Gefühl des »Als-ob« der Analyse meinte ja auch Freud (1915a), wenn er von solchen Patientinnen spricht, die nur noch »Suppenlogik und Knödelargumenten« zugänglich seien, also reale Liebe wollen und es im bloßen Begehren in der Übertragung nicht bewenden lassen können. Solche Patientinnen und Patienten konnten zu den Eltern nicht wirklichen Kontakt und emotionale Wärme entwickeln, sie hungern nach dem, was ihnen vorenthalten wurde; der Kontakt aber, den sie fanden, war unweigerlich sexueller Natur. Nicht von ungefähr sind auch die Beispiele von sexualisierender Übertragung, die Harold Blum (1973) vorstellt, Fälle von sexuellem Missbrauch in der Kindheit.

Die Externalisierung der sexualisierten Objektrepräsentanzen in die Übertragungsbeziehung stellt einen Test dar, wieweit der Therapeut ein besseres, nicht missbrauchendes Objekt sein wird; es wird also eine Hoffnung auf rückwirkende Wiedergutmachung ausgedrückt. Gleichzeitig ist es aber auch eine Wendung vom Passiven ins Aktive in einem untauglichen Versuch, die Täter-Opfer-Beziehung umzukehren. Die Externalisierung eines traumatischen Introjekts in die Übertragung ist gerade erwünscht, um die mit dem Trauma verbundenen, oft extrem starken Affekte von Angst, Wut, Schuldgefühl und Scham nach und nach in der Übertragung erleben zu können, denn in der traumatischen Situation selbst mussten sie abgespalten, kompartmentiert (Shengold 1989) werden. In dem Maße, wie eine Trauerarbeit möglich wird, kann eine Befreiung vom traumatischen Introjekt eintreten.

Gerade also bei sexuell missbrauchten Patientinnen und Patienten wird die Sexualität in die Übertragung und Gegenübertragung gelangen, und die Bewältigung oft heftiger Gefühle wird nicht immer leicht sein. Die Psychoanalyse befindet sich dabei in einem Dilemma: Die Übertragungsliebe ist ja ihr eigentlicher Anfang und ein Erkennungszeichen; gleichzeitig hat man die Übertragungs- wie die Gegenübertragungsliebe lange als etwas zu Vermeidendes angesehen: »Sie bleibt zugleich eine Goldmine und ein Minenfeld« (Person 1985, S. 788).

Die psychoanalytische Situation stellt eine Aufforderung, eine »Verführung« dar, die Liebe zu entwickeln, deren Realisierung sie aber wegen des Abstinenzgebots nicht zulassen kann. Ein Minenfeld also, weil die Realisierung des Begehrens die analytische Situation zerstören und darüber hinaus eine Retraumatisierung bedeuten würde. Es ist für den Patienten oder die Patientin schwierig, über ein drängendes sexuelles Begehren zu sprechen, da man sich zu sehr ausliefern würde, und von einer gewissen Stärke an kann die sexuelle Übertragung das Denken derart besetzen, dass andere Übertragungsaspekte nicht erlebt werden und so ein starker Übertragungswiderstand entsteht (Person 1985). Sexualisierung kann allzu große Trennungsangst oder Angst vor Kontrollverlust abwehren, kindliche Ängste und schambesetzte Gefühle sollen nicht entstehen. Sexualisierung kann auch eine Schranke bilden gegen das Gesehenwerden, das zu viel Scham bedeuten würde (Adler 1997).

Die Sexualisierung der Übertragung beruht oft auf einer Verdichtung eines Defizits an elterlicher Fürsorge und auf sexuellem Missbrauch in der späteren Kindheit. Wegen der mangelnden Symbolisierungsfunktion ist Sexualisierung ein Widerstand gegen die sprachlich-symbolische Darstellung von Konflikten, Defiziten und anderen Beziehungsqualitäten in der Analyse. Allerdings ist sie auch als Bewältigungsversuch traumatischer Angst, zerstörerischer Wut und vor allem als eine Maßnahme gegen emotionale Leere bzw. überwältigende Überstimulierung zu verstehen.

Es ist also ähnlich wie die Notwendigkeit der Konkretisierung (Bergmann 1995; auch Grubrich-Simitis 1995) bei Extremtraumatisierten. Wie es Oliner (1999) sieht, ist Sexualisierung sogar ein anfänglicher Symbolisierungsversuch, der Anfang von etwas Analysierbarem im Vergleich zum namenlosen Trauma. Die Aufgabe besteht darin, im Sinne Winnicotts die Zerstörung auszuhalten, zu überleben, damit die Patientin ihre eigene Destruktion überleben kann. Dem drängenden sexuellen Begehren der Patientin aber nachzugeben wäre wahrlich kein Überleben, sondern das Zerstören der therapeutischen Beziehung als Symbolraum.

Ein Beispiel soll sowohl das entstehende Paradox – der Therapeut ist für die Patientin da, indem er ihr nicht zu Willen ist, also *in ihrem Erleben* nicht für sie da ist – als auch die Hilflosigkeit des Therapeuten angesichts der mangelnden Symbolisierungsfähigkeit der Patientin illustrieren:

Eine vaterlos aufgewachsene Patientin, die im Alter von acht bis elf Jahren Opfer einer regelrechten Kinderprostitution geworden war, die ihre Mutter mit ihr betrieben hatte, entwickelte eine sexualisierte

Übertragung auf mich, die mit einer unkontrollierten, direkten Aggressivität verbunden war, weil ich ihrem Wunsch nach Sexualität mit ihr nicht entsprach. Innerhalb der Wutausbrüche beschimpfte sie mich, duzte mich, kam mir körperlich nahe, brachte mir sowohl Rosen mit als auch giftige Pflanzen, verspottete mich wegen meiner, wie sie sich vorstellte, Angst vor Frauen.

Meine Gegenübertragung war dem völlig entgegengesetzt; eingeschüchtert, hilflos, empfand ich eine Art Empathie wie für ein allerdings tobendes, trotziges, sozusagen verrücktes Kind, das nur noch mehr auseinanderfiele, je mehr man sich ihm nähern wollte.

Ich frage sie, ob das Zusammenschlafen und ein Orgasmus, den ich ihr machen sollte, wie sie gesagt hatte, wirklich das sei, was sie wolle. Wütend erwidert sie: »Du hast genau gewusst, dass ich mich verlieben werde, wie schon tausend Frauen vor mir! Du machst Frauen an wie mich, um sie dann fallen zu lassen.« Ich frage zaghaft, was ich denn hätte tun oder lassen können, das bewirkt hätte, dass sie sich nicht verliebt hätte? – »Hör' auf, das ist auch wieder so ein Trick! Du wusstest genau, dass es dazu kommt!«

Ich sagte, es sei paradox, ich tue etwas, indem ich nichts tue. Aber ich sei wenigstens da … – »Sie sind überhaupt nicht da, Sie lassen mich hängen!« (Durch das Wechseln vom Du zum Sie ist offenbar bereits eine Art Anerkennung meiner Intention, als von ihr getrennt akzeptiert zu werden, entstanden.)

Ich frage sie wieder, ob Sexualität wirklich das sei, was sie wolle. Vielleicht sei es etwas ganz anderes, was ich ihr versprochen habe und nicht hielte. »Ich will nicht wie ein Kind behandelt werden, sondern wie eine erwachsene Frau!« Auf mein Insistieren hin, dass das vielleicht doch etwas anderes sei, weinte sie heftig: »Ich habe es satt, Knochen zu sammeln, ich will nicht mehr.« Jetzt kann die Patientin die scheinbar realistischen sexuellen Wünsche einer »erwachsenen Frau« aufgeben und die frühkindliche Bedürftigkeit, die dahinter verborgen war, zulassen. Knochen zu sammeln bedeutete, auf die Suche nach dem Vater zu gehen. Ich sagte ihr, dass ihr Vater versprochen habe, ein Vater zu sein, allein indem er sie gezeugt habe. Das Versprechen habe er nicht gehalten. Gegen Ende der Sitzung wurde sie versöhnlicher und sagte: »Jedenfalls haben Sie es ausgehalten.«

Ich denke, die konkretistische Sexualisierung war für die Patientin ein anfängliches, untaugliches, durch den viel späteren Missbrauch begünstigtes Mittel, die Vaterleere, das Vakuum durch etwas »Anfassbares« zu füllen, durch etwas Konkretes, das erst später reiferen Symbolisierungsstufen zugänglich würde.

Meine Gegenübertragungsgefühle wechselten von einer global freundlich begleitenden Haltung vor dem Angriff im Sinne des *Holdings*, in der ich mich sozusagen als die bessere Mutter fühlte, als sie sie gehabt hatte, zu einer erschreckt betroffenen, ärgerlichen, besorgten, aber auch hilflosen Haltung aufgrund der zahlreichen Angriffe.

Ich rettete mich in das Konzept Winnicotts (1969), dass die Mutter die mörderische Aggression des Kindes überleben müsse, um ihm ein Gegenüber zu sein, von dem abgegrenzt sich das Kind entwickeln kann, weil es dann nicht seinen überflutenden Projektionen ausgeliefert bleibt. Ich suchte einen Mittelweg, der unter Umgebung der paranoiden Wut die zugrundeliegende Beziehungssituation beschreiben sollte. Ich versuchte anzumerken, dass ich im Sinne des Haltens da sei, was die Patientin aber zuerst nicht annehmen konnte, weil ich für sie *sexuell* da sein sollte. In diesem Falle konnte die extreme Versagenswut ausgehalten werden und sich zu einer wachsenden Einsicht wandeln, dass ich sie tatsächlich verlassen hätte, wenn ich ihr zu Willen gewesen wäre. Dann wäre ich kein Therapeut mehr gewesen, ebenso wenig wie die Mutter durch den Missbrauch sich der Mutterfunktion völlig entledigt hatte. Ich konnte für sie da sein gerade dadurch, dass ich ihr nicht gegeben hatte, was sie wollte, sondern mich selbst dagegengesetzt hatte, sodass sie sich als entsetzlich verlassenes Kind finden konnte.

## Sexualisierte Gegenübertragung

Wie gesagt, ein sexuelles Trauma und eine Sexualisierung drängen zur Wiederholung bzw. zum Ausleben in der therapeutischen Beziehung. Besonders narzisstische Therapeuten sind ihrerseits anfällig, den Als-ob-Charakter des sich in der Übertragungs-Gegenübertragungs-Beziehung konkretisierenden Geschehens zu verleugnen und eine reale sexuelle Beziehung einzugehen, durch die in diesem Bereich nun allerdings regelmäßig eine Retraumatisierung bewirkt wird. Man hat vom »sexuellen Horror« in Übertragung und Gegenübertragung gesprochen. Isidor Kumin (1985, zitiert bei Mann 1997, S. 101) ist der Meinung, »daß nicht das Verlangen des Patienten nach dem Analytiker, sondern vielmehr das Verlangen des Analytikers den bösartigsten Widerstand gegen die Übertragungsanalyse darstellt«.

Es scheint noch immer eine gewisse Scheu zu bestehen, über sexuelle Gegenübertragungsgefühle zu sprechen und öffentlich zu kommunizieren (Massing & Wegehaupt 1987, S. 61), was sich aus der Brisanz der inzestuösen Liebe zum Patienten erklärt. Der Begriff »Gegenübertragung« ist ja aus einer Art Entsetzen Freuds entstanden, dass die Psychoanalytiker mit dem Feuer der Liebe nicht umgehen, von ihrer explosiven Kraft überschwemmt werden könnten. An Beispielen fehlte es nicht, wie wir durch das Buch von Sebastian Krutzenbichler und Hans Essers (1991) wissen, sodass besonders die Liebe in der Gegenübertragung als etwas Schädliches, Zerstörerisches, gar Pathologisches, im Keim zu Unterdrückendes galt, was aber wohl gerade dazu beitrug, dass sie umso eher agiert wurde.

Nicht die Existenz der Liebe zwischen Therapeut und Patientin bzw. Therapeutin und Patient ist gefährlich oder antitherapeutisch, sondern der Umgang mit ihr kann es sein – nämlich indem sie entweder unterdrückt und verleugnet oder in die Realität hineinagiert wird. Wie bei der Übertragungsliebe sind es auch eher traumatisierte Patientinnen und Patienten, denen gegenüber von entsprechend – narzisstisch – traumatisierten und bedürftigen Therapeuten eine sexualisierte Gegenübertragung entwickelt wird.

# Aktive Psychotherapie mit traumatisierten Patienten

## Benennung der Realität – Der »Supervisionsaspekt« der Therapie

Auch hier fungiert der Therapeut als Hilfs-Ich und übernimmt die Funktion der Realitätsprüfung, denn der ich-strukturell gestörte Patient ist oft nicht in der Lage, Außen und Innen, äußere und psychische Realität zu unterscheiden. Deshalb muss die Realität vom Therapeuten sowohl in Bezug auf die ursprüngliche traumatische Situation als auch auf die vielfachen folgenden, im Wiederholungszwang wiederhergestellten Erfahrungen geklärt und benannt werden. Heute ist es ein Kunstfehler, Traumatisierten die Unterscheidung der Realität von Täterschaft und Opfer-Identität, von erlebter und von realer Gewalt allein zu überlassen, und das selbst dann, wenn es die Realität des Analytikers betrifft.

In einer analytischen Behandlung in Israel während des Golfkrieges äußerte eine Patientin große Angst vor den Raketenangriffen. Die Analytikerin antwortete darauf: »Wir sind hier alle von Tod und Zerstörung bedroht, wir wollen alle leben«, obwohl sie genau wusste, dass das Bild von einem zerstörten Haus, von dem die Patientin berichtete, in der Übertragung meinte, dass die Patientin in der Analyse kein Zuhause hätte. Doch durch die Bestätigung der Realität und durch die Solidarisierung gegenüber dem äußeren Feind wurde eine weitere Analyse der Übertragung möglich (Kogan 1993, S. 1990).

Meist jedoch geht es mehr um innere Ängste, die aus der früheren traumatischen Realität stammen und in neue soziale Situationen projiziert werden. Aktuelle verwirrende Beziehungssituationen, auch gruppendynamische Situationen (etwa »Mobbing« in der Arbeitswelt), die der Patient nicht einschätzen kann, sollten stets vom Therapeuten erklärt und benannt werden, bevor ein eventueller Anteil oder bevor irrationale Ängste der Patienten bearbeitet werden können. Damit meine ich die Untersuchung und Klärung sozialer, institutioneller und gruppendynamischer Vorfälle und Strukturen, die der Patient nicht genügend als äußeres Geschehen wahrnehmen und identifizieren kann, vielmehr sich selbst aufgrund seiner irrationalen Ängste und besonders aufgrund von Schuldgefühlen einen zu großen kausalen Anteil beimisst. Hier würde es sich um einen introjektiven (masochistischen) Modus des Konflikterlebens handeln; der Patient macht sich das Problem zu eigen und gibt sich die Schuld.

> Eine Patientin, Frau C., die ihre Arbeit immer sehr gewissenhaft verrichtet hatte, ganz auch mit den Bedürfnissen ihrer Arbeitgeber identifiziert war, hatte ihren Chef um Urlaub gebeten, das heißt, sie hatte ihren legitimen Anspruch auf Urlaub angemeldet. Eigentlich war bereits klar, dass sie ab dem folgenden Montag nicht mehr am Arbeitsplatz sein würde. Der Chef aber sagte plötzlich, sie dürfe nicht gehen, sie müsse ihre Vertreterin einweisen (die jedoch schon seit Jahren diesen Job gemacht hatte und überhaupt nicht eingewiesen werden musste), sie müsste am Montag noch kommen – basta!
>
> Die Patientin war völlig verwirrt, ging ohne Widerstand am Montag zur Arbeit, aber auch die Kollegin schüttelte den Kopf, weil die Einarbeitung tatsächlich gar nicht nötig war. Frau C. verstand den Chef nicht, denn der hatte sie doch immer über den grünen Klee gelobt, wenn sie ihm ihre guten Arbeiten gezeigt hat, er war immer überschwänglich freundlich gewesen, sodass sie den Kontrast zu seinem autoritären Verhalten kaum verkraften konnte.
>
> Ich kläre die Situation, ohne der Patientin weiter Raum zu geben, ihren Ängsten nachzugehen, und um die Verwirrung zu beenden,

> indem ich das Verhalten des Chefs interpretierte: Es schien sich um eine narzisstische Persönlichkeit zu handeln, der die gute Arbeit, die Frau C. ihm gebracht hat, immer als narzisstische Gratifikation, als Geschenk und als Beweis, ein wie guter Chef er sei, verstanden hatte. Wollte sie dagegen Urlaub, hatte er das Gefühl, sie lasse ihn im Stich; er fühlte sich entwertet, verlassen und musste autoritäre Maßnahmen ergreifen, um sein Selbst wieder aufzurichten.

Der andere Modus des Konflikterlebens wäre eher ein projektiver, sadistischer. Das Mobbingopfer wird den eigenen Anteil nicht erkennen können, jede schuldhafte Beteiligung von sich weisen und die Ursache für die schlechte Behandlung ausschließlich außen, bei den anderen sehen.

Diese Form des projektiven Konflikterlebens findet sich häufig bei leicht paranoiden, sehr fähigen Mitarbeitern, die sich mit ihrer Aufgabe und der Firma überidentifizieren und in ihrem Übereifer zwar gute Arbeit leisten, dabei jedoch eine Verantwortung an sich reißen, die eher dem Chef gebührt, und nicht in der Lage sind, auf vielleicht schwächere Kollegen und untergebene Mitarbeiter die notwendige Rücksicht zu nehmen. Zwar ist der Chef vielleicht wirklich schwach und beginnt, den eifrigen Mitarbeiter zu behindern, jedenfalls nicht zu fördern, aber das macht es nur noch schwerer, dem paranoiden Patienten (wenn er denn in die Therapie gelangt ist) den eigenen Anteil an der Dynamik klarzumachen.

## Schuldgefühldifferenzierung

Zum Aufrichten von Grenzen und zur Benennung und Klärung von Realitäten – letztlich inneren Realitäten des Opfers und äußeren des Täters – gehört auch die minutiöse und wiederholte Schuldgefühlbearbeitung (Hirsch 1997, S. 309ff.). Sehr wichtig ist es, die verschiedenen Schuldgefühlkomponenten zu trennen: Das Basisschuldgefühl wegen des Nicht-Gewolltseins der bloßen Existenz, das entspricht dem primären »Muttertrauma«. Davon sollte das Trennungsschuldgefühl wegen Behinderung der Autonomie unterschieden werden, ebenso das Vitalitätsschuldgefühl (inklusive des ödipalen), weil die Eltern mit der Lebendigkeit des Kindes Schwierigkeiten hatten, vor allem aber das introjizierte traumatische Schuldgefühl, das ja eigentlich der Schuld des Täters entstammt, die das Opfer ihm abgenommen hat und die sich in sein Schuldgefühl verwandelt hat. Insbesondere aber sollte ein Anteil *realer Schuld* auch des Opfers, hervorgerufen durch sekundäre Identifikation mit dem Täter, wodurch dieser tragischerweise imitiert werden musste, sorgfältig von den irrationalen Schuldgefühlen getrennt werden, damit durch Schuldanerkennung und Reueaffekt eine Trennung ermöglicht wird (Hirsch 1997).

Eine »Schuld« des Opfers (Hirsch 1997, S. 293f.) anzuerkennen klingt wie ein Tabubruch, ist das Opfer doch primär unschuldig; allerdings wird tragischerweise durch die beiden Formen der Identifikation mit dem Aggressor reale Schuld erzeugt: Die masochistisch-unterwerfende Identifikation lässt das Opfer die Verantwortung für die optimale Gestaltung des eigenen Lebens (und zum Beispiel auch für das Wohl der eigenen Kinder) vernachlässigen, die sadistisch-sekundäre Identifikation mit dem Täter macht natürlich erst recht schuldig, nämlich durch die Taten, die Schwächere wiederum zu Opfern machen. Eine Rechtfertigung, von einer Schuld des Opfers zu sprechen, erhält man dadurch, dass es ein Bedürfnis der Betroffenen selbst gibt, ihre Schuld anzuerkennen bzw. von jemandem bestätigt zu bekommen, dass es sich um tatsächliche Schuld handelt.

Niemann (1994; vgl. Hirsch 1997, S. 298f.) beschreibt eindrucksvoll, mit welcher entsetzlichen Angst ihre Protagonistin realisiert hatte, dass sie – selbst sexuell missbraucht – als 13-jährige ihren sechsjährigen Cousin im Schlaf masturbiert hatte, und welche Erleichterung eintrat, als sie es in ihrer Therapie geäußert hatte, dann als schuldhafte Tat von ihrem Schuldgefühl differenzieren konnte und darin vom Therapeuten auch bestätigt wurde. Eine Patientin, deren Therapie ich supervidierte (Hirsch 1997, S. 317f.), bestand geradezu darauf und korrigierte den jungen Therapeuten mehrfach, dass sie *schuld* gewesen sei am Tod ihrer Tochter, mit der zusammen sie Suizid begehen wollte, und nicht etwa unter den Schuldgefühlen litte. Auch die Differenzierung von Schuldgefühl und realer Schuld ist eine Arbeit an Grenzen und dient der Lösung vom traumatischen Introjekt.

## Metaphorische Deutungen

Wie bereits ausgeführt, ist die Symbolisierungsfähigkeit traumatisierter Patientinnen und Patienten in der Regel sehr eingeschränkt. Eine große Ausnahme tritt dann ein, wenn es Opfern von Traumatisierung gelingt, mithilfe von künstlerischer Tätigkeit gegen das Trauma und seine Folgen anzukämpfen. Dann kann man wahrlich nicht von einem Mangel an Symbolisierung sprechen (vgl. Hirsch 2001b). Fehlen Bilder, fehlt die symbolisierende Sprache, dann muss eben der Therapeut aktiv diese Lücke füllen. Es sind gleichnishafte Formulierungen, die Bilder liefern, die der Patient nun auf sich selbst anwenden und sie weiterentwickeln kann, die er aber auch von sich weisen kann, das heißt sie nicht auf sich beziehen muss, wenn er die in ihnen enthaltenen Vorstellungen und Bedeutungen noch nicht als eigene erkennen kann oder will.

Solche Bilder sind nicht etwa Rekonstruktionen einer Wirklichkeit, sondern sind Konstruktionen *des Therapeuten*, allerdings nicht aus der Luft gegriffen, sondern aus seiner Gegenübertragung gewonnen (vgl. Faimberg & Corel 1991; Volz-Boers 1999). Ich bin überzeugt davon, dass die Vorstellung einer »korrekten Deutung zum richtigen Zeitpunkt«, die ein hohes Ideal der »klassischen« Psychoanalyse war, heute nicht mehr gelten kann, zumindest nicht, wenn es um die Therapie traumatisierter Patienten geht. Die therapeutische Beziehung wird vielmehr als dialogischer Spielraum verwendet, man spielt mit Wörtern, sodass man mit ihren Nuancierungen dem Patienten sozusagen auf die phantasmatischen Sprünge helfen kann.

## Die Kind-Metapher

Einem völlig blockierten Patienten kann man einen Zugang zu dem traumatisierten Kind in ihm mithilfe metaphorischer Bilder erleichtern: »Ich könnte mir ein hilfloses, trotziges Kind vorstellen, das ähnlich reagieren würde, das in seiner Hilflosigkeit von der eigenen Wut überschwemmt nicht einmal das von den Eltern annehmen kann, was es eigentlich selbst möchte.« Der Patient antwortet vielleicht: »Nein, das sehe ich ganz anders, für mich es ist eher …« Oder aber er identifiziert sich derart mit einem solchen Bild, dass er Situationen aus der eigenen Kindheit erinnern und mit entsprechenden Affekten verbinden kann.

> Ein etwa fünfzigjähriger Patient, sehr zwanghaft, dabei gleichzeitig so bizarr, als hätte er die Rolle des Klassenclowns der Kindheit nie abgelegt, dann wieder von einem allerdings fast karikaturhaften Anpassungsverhalten bestimmt, begann eine Einzelsitzung so: »Sie sprachen das letzte Mal von der Gefahr, sich hinter einer Diagnose zu verstecken. Wie ich es ja tue mit meiner Co-Abhängigkeit [seine Freundin war chronische Alkoholikerin]. Das ist mir klar, ich weiß, dass ich daran arbeiten muss, um davon loszukommen, aber ich weiß nicht, wo ich da anfangen soll.«
>
> Ich sagte: »Was heißt ›daran arbeiten‹, warum ›müssen‹?«
>
> »Ich muss was tun, um die Zeit hier vernünftig auszufüllen, damit etwas dabei herumkommt …«
>
> Ich hatte versucht, ihn aus dem Zirkel seiner Zwangsgedanken herauszuholen, indem ich ihn beim Wort nahm, seine gewählten Wörter also buchstäblich in Frage stellte – es hatte nicht gewirkt. Deshalb versuchte ich, ein metaphorisches Bild zu verwenden, von dem ich annahm bzw. eher das Gefühl hatte, dass es dem nahekam, was sich hinter der Fassade verbarg. Ich knüpfte also an das »Etwas-tun-

> Müssen« an und nutzte die biografische Vorgeschichte: »Das sagt der Lehrer auch zu dem traurigen kleinen Jungen, er solle endlich etwas tun, aber der Junge weiß nicht, was er tun soll. Soll er ›lernen‹? Das hatte er immer wieder versucht, ohne Erfolg; er weiß nicht, was tun, um unbeschwerter zu sein, um nicht von seinen streitenden Eltern geprügelt zu werden, was tun, damit sein Vater nicht weggeht mit dem Versprechen, die Familie nachzuholen – und dies nie einhalten wird. Das alles, während der kleine Junge sieht, dass Kinder, die es besser getroffen haben, einfach selbstverständlich glücklich sind, auf dem Schulhof albern und sich balgen …«
>
> Darauf sagte der Patient: »Meine Mutter sagte immer: ›Warum machst du schon wieder so ein trauriges Gesicht?!‹ Ich war immer stumm, aber einmal habe ich gesagt: ›Weil Vater weg ist!‹ Meine Mutter antwortete darauf: ›Dann sag' ihm das!‹ Aber er war ja in Südamerika, wie konnte ich es ihm sagen? Damals habe ich geweint, jetzt weine ich auch fast …« – Und er weinte.

Auch Antonino Ferro (2002a) verwendet die Kind-Metapher, zum Beispiel berichtet Ferro von einem Traum eines Patienten in der allerersten Sitzung. Der Patient liegt in einem Bett, hinter ihm »sitzt ein Furcht erregender Wolf, der eine Brille trägt«. Statt einer Interpretation, die naheläge, aber, wie ich meine, durch die Fremdheit und Ungewohntheit die Angst des Patienten noch verstärkt hätte, wählt Ferro einen Kommentar: »›Es muss für ein Kind sehr beängstigend sein, wenn ein Wolf hinter ihm sitzt.‹ […] Der Patient spürt, dass seine Angst verstanden, seine emotionale Erfahrung geteilt und aufgenommen wird. (So als sagte der Analytiker taktvoll: ›Es ist nur allzu verständlich, dass du – Kind – bei der ersten Sitzung Angst vor mir hast, vor deiner eigenen Triebhaftigkeit, vor all dem Unbekannten in dir.‹) Durch seinen Kommentar bewirkt der Analytiker eine Veränderung der Atmosphäre zwischen ihnen. Heute würde ich sagen: Es hat eine narrative Transformation des Feldes stattgefunden« (S. 1f.).

In einem anderen Beispiel hatte Ferro eine Sitzung abgesagt, und der Patient, Carlo, beklagte sich in der folgenden endlos und aufgeregt über einen Jungen, der Carlos Sohn einen Füllfederhalter (italienisch *penna*, Feder) weggenommen hatte. Ferro spürte, dass der Patient keine »direkten Übertragungsdeutungen« vertrug, und wählte »eine narrative Sequenz«, die weniger direkt ist. »Also teile ich Carlo mit, mir falle ein Kind ein, das Indianer spielt und sehr stolz auf seinen Federschmuck ist. Dann sei jedoch ein Freund gekommen, der habe ihm eine Feder ausgerissen und ihm den ganzen Spaß verdorben. Es sei doch klar, dass das Kind daraus ein Drama gemacht habe, denn schließlich sei ihm ein schweres Unrecht geschehen!« (S. 10). Diese Deutung oder vielmehr Antwort bewirkt, dass der Patient versöhnlich gestimmt von positiven Dingen berichtet, als habe es ihm gereicht, dass ihm jemand Recht gab.

Solche narrativen Interventionen nennt Ferro »ungesättigte« Deutungen im Gegensatz zu den »gesättigten«, geschlossenen, die den »conviction driven«-Interpretationen gleichen, die ich bereits erwähnt habe.

Die Kind-Metapher eignet sich dann, wenn ein unglückliches Kind im Patienten unerreichbar verborgen ist oder wenn sich der Patient verhält, wie es für einen Erwachsenen nicht, wohl aber für ein Kind angemessen und verständlich wäre. Das trifft auch besonders auf die heutzutage so häufigen Abhängigkeitsbeziehungen längst erwachsener Patienten zu ihren realen Eltern zu, Abhängigkeitsbeziehungen voller Trennungs- und Vitalitätsschuldgefühlen (vgl. Hirsch 1997). Diese können so stark sein, dass eine direkte Interpretation bzw. auch nur Benennung der Abhängigkeit eine zu große Trennungsbedrohung wäre, sodass man besser mit einem metaphorischen Bild interveniert. Anstatt jemandem direkt zu deuten, er habe massive Schuldgefühle entwickelt, wenn die Mutter Anzeichen der Autonomiebestrebungen des Kindes behinderte, sagt man vielleicht eher: »Mir fällt ein Bild von einer jungen Mutter auf einer Frühlingswiese mit blühenden Blumen ein, vielleicht in einer Picknickgesellschaft, die sich mit der Mutter über ihr vielleicht zweijähriges, herumtollendes

Kind freut. Es hat sich von der Mutter entfernt und nimmt jetzt wieder Kontakt zu ihr auf, beginnt, auf die Mutter zuzulaufen, die strahlt und sich über die Liebe des Kindes freut, das nun aber plötzlich doch wieder wegläuft, und zwar mit einer großen Lust an der Macht, die es empfindet, der Mutter ›Nein‹ zu sagen. Ich kann mir vorstellen, wie wichtig es für das Kind ist, dass die Mutter sich nun selbst freut über die eigene Entscheidung des Kindes, und wie zerstörerisch es ist, wenn die Mutter nun gekränkt und enttäuscht ist, das Gesicht verzerrt und das Kind abweist, wenn es sich wieder nähern will.«

## Bilder aus der Mythologie

Mythologische Schöpfungen sind für mich Abbildungen allgemein menschlicher, gruppendynamischer und intrapsychischer Konflikte und Entwicklungsschicksale. Jeder kann sich in ihnen erkennen, muss es aber nicht unbedingt. Deshalb lassen sich auch Bilder aus der Mythologie gut in der Psychotherapie verwenden. So kann man auf den Gedanken eines Patienten, er habe den Verdacht, von den Eltern nie richtig gewollt zu sein, vielleicht sollte er abgetrieben werden, antworten: »Ja, in Mythen und Märchen findet man das häufig, Ödipus wurde ja von den Eltern auch verstoßen und sollte ermordet werden, kaum dass er auf der Welt war.«

Einmal klagte eine Patientin, Johanne K., über ihre eiskalten Hände, und mir fiel der Titel des Grimm'schen Märchens *Das Mädchen ohne Hände* ein, ohne mich an den Inhalt erinnern zu können. Ich erwähnte das Märchen in der Hoffnung, die Patientin würde daran weiterarbeiten, sie fragte aber: »Haben Sie kein Märchenbuch hier?« Ich hatte den Band da und las ihr das kurze Märchen vor. Es ist aber eines, das vom Opfern eines Kindes durch die Eltern handelt: Der Teufel verspricht dem Müller undenkbaren Reichtum, wenn er ihm gibt, was sich hinter dem Haus befindet. Dort ist aber nicht nur der Apfelbaum, wie der Vater denkt, sondern die Tochter kehrt den Hof. Da sie so rein ist, kann der Teufel sie nicht bekommen, ohne dass ihr beide Hände abgehauen werden, der schwache Vater muss ihr sagen: »Mein Kind, wenn ich dir nicht beide Hände abhaue, so führt mich der Teufel fort […], hilf mir doch in meiner Not […]« Sie antwortet: »Lieber Vater, macht mit mir, was Ihr wollt, ich bin Euer Kind.« An dieser Stelle brach die Patientin in Tränen aus, berührte doch dieses Bild ihr eigenes Rollenumkehr-Schicksal, mit dem sie immer das Gefühl gehabt hatte, sozusagen ihre kindliche Lebendigkeit der depressiven Mutter opfern zu müssen.

## Personifizierung des traumatischen Introjekts

Nützlich ist es auch, das abgespaltene traumatische Introjekt, ein archaisches Über-Ich im Selbst der Patienten, als solches, ebenfalls personifiziert, zu benennen: »Es ist, als ob ein Teil von Ihnen in die Abhängigkeit zurückwill, während ein anderer Teil, der Sie ja auch hierher in die Therapie geführt hat, sich endlich befreien möchte.« Ebenso lässt sich der Über-Ich-Charakter etwa mit Jutta Gutwinski-Jeggle (2001, S. 51) benennen: »Der Diktator in Ihnen mag jetzt triumphieren, dass er mich überwältigt und in die Knie gezwungen hat. […] Es gibt aber noch einen anderen Teil in Ihnen, der selbst unter dem terroristischen Diktator leidet, weil er von ihm in Gefangenschaft gehalten wird, und der dringend meine Hilfe braucht, in der Hoffnung, befreit zu werden und sich entwickeln zu können.«

Es geht hier um das feindliche Introjekt, das William Fairbairn (1952) »inneren Saboteur« genannt hat; Léon Wurmser (1987) nennt es »inneren Zwerg«, der neidisch, rachsüchtig und oberdrein überzeugt ist, völlig im Recht zu sein, einmal nennt er es auch den »inneren Richter« (Wurmser 1993, S. 151f.), ein anderes Mal »inneren Henker« (Wurmser 1989, S. 158 und 170), genau wie Stuart S. Asch (1980) Suizid mit einem »verborgenen Henker« in Verbindung bringt. Eine Patientin nannte es einmal den »inneren Volksgerichtshof«, durchaus auf die transgenerationale Transmission der Nazi-Vergangenheit der Großeltern anspielend.

Nicht nur jene Bilder werden also entschlüsselt, die der Patient wie »Präsente« (Gutwinski-Jeggle 2001, S. 42) in die Therapie bringt und die man übersetzt, sondern man entwickelt aufgrund der Gegenübertragung selbst phantasmatische Vorstellungen, die man dem Patienten anbietet. Dadurch leistet man eine Symbolisierungsarbeit, durchaus in der Hilfs-Ich-Funktion, die der Patient noch nicht leisten kann. Man verbalisiert und bebildert unbewusste Affekte, Konflikte, traumatische Situationen.

## Theorie als Metapher

Wie aber können Psychotherapeuten wissen, wie die psychische Wirklichkeit ist, noch dazu die eines anderen Menschen? Welchen Sinn hat es denn, sich immer mehr oder weniger schematische, mechanistische Vorstellungen von der Psyche, dem Unbewussten, den Niederschlägen von Beziehungserfahrungen, von Identifikationen, Projektionen und Introjektionen zu machen, die man jeweils für »wirklich« hält, deren Bedeutung bzw. angenommener Wahrheitsgehalt aber im Laufe der Zeit auch wieder zurücktreten kann, während neue Konstruktionen in den Vordergrund rücken?

Man kann vielleicht sagen, dass die vielen, vielen Gedanken, die so viele Bücher und Zeitschriften gefüllt haben, letztlich für die Lesenden, die sich mit ihnen identifizieren und ihre eigene theoretische Bilderwelt bereichern und erweitern, den Zweck haben, dass sie in jedem gegebenen Moment einer psychotherapeutischen Sitzung als Reaktion auf das, was der Patient ihnen gerade bietet, Gedanken entwickeln, Assoziationen, die sie aus einem Fundus von Selbsterfahrung, Literatur und Erfahrung mit anderen Patienten geschöpft haben. Ohne dieses »Archiv«, um auch hier ein Bild zu verwenden, würde uns als Therapeuten vielleicht als Antwort nichts einfallen auf doch manchmal bizarre, ungewöhnliche und kryptische Mitteilungen des Patienten. Also stelle ich mir vor, dass psychoanalytische oder psychodynamische Theorien hilfreich sein können, dem Patienten zu antworten, manchmal sogar mit der Theorie selbst.

> Frau J. fiel nach einem Besuch bei den Eltern in ein tiefes Loch. Zwar hatte sie das Gefühl, sich ausreichend gegen die Mutter abgegrenzt zu haben, doch zu Hause brach sie psychisch ein. Unter beträchtlicher Scham brachte sie heraus, dass sie sich zwei Stunden lang vor dem Spiegel ein Stück aus der Haut zwischen Hals und Brust herausoperiert habe, mit ihrem kleinen Schweizer Taschenmesser, einem Geschenk ihres Vaters.
>
> Halb errate ich es, halb gibt sie es zu, dass sie das quadratische Hautstück in den Mund genommen und aufgegessen hat. Ich kam darauf, weil sie gesagt hatte, dass es ausgesehen habe wie ein Bonbon. Sie hat zuerst daran gerochen, um festzustellen, ob es gut rieche oder etwa stinke, ob sie innen gut sei. »Obwohl ich als Krankenschwester natürlich weiß, dass ich innen nicht stinke.« Dann hat sie darauf herumgekaut und sich dabei gewundert, dass es nicht wehtue (!). Schließlich hat sie das Hautstück hinuntergeschluckt.

Das ist ein Beispiel für die Einverleibung, für die Inkorporation eines symbolisch mit dem guten Mutter-Objekt gleichgesetzten Körperteils: Frau J. hatte sich vergewissert, dass das Objekt gut sei und folglich auch sie selbst nach der Inkorporation.

Für eine Gegenübertragung hätte es viele Möglichkeiten gegeben: Schock, Faszination, Mitleid, Hilflosigkeit, Enttäuschung, Ärger, Wut. Ich entscheide mich für eine Art wissenschaftlichen Interesses, bevor ich schockiert bin oder der Faszination erliege. Fast freudig erregt (Entdecker-Freude) sage ich: »Das ist ja genau wie bei der Trichotillomanie und Trichotillophagie der deprivierten Kinder, die sich Haare ausreißen, auch um den Schmerz zu spüren, auf den Haaren herumkauen und sie schließlich verschlucken! Und es ist klar, was das bedeutet: Mit einem Körperteil, den sie als gut empfinden, schaffen die Kinder sich ein Mutter-Objekt, das sie sich einverleiben, um sich aufzuwerten und zu vervollständigen. Auch das Haar ist ein Brückenobjekt, das eine Verbindung herstellt zu einem Mutterobjekt – man sieht manchmal Kleinkinder auf dem Schoß der Mutter versonnen mit deren herabhängendem Haar spielen. Manche Jugendliche drehen in regressiven Zuständen ihre Haare endlos um die Finger.«

Mit dieser Reaktion habe ich einen Mittelweg gefunden, denn ich wollte weder wie ein Arzt sein, der ihrer Symptomatik keine Bedeutung beimisst, noch einer, der sie überbewertet.

## Verbales »Schnörkelspiel«

Kein anderer Autor wird so häufig genannt wie Donald W. Winnicott, wenn es um die analytische, allerdings modifizierte Psychotherapie schwer gestörter, also traumatisierter Patientinnen und Patienten geht. So wird Winnicott sogar als größter Neuerer seit Freud bezeichnet (Bergmann 2000, S. 96). Ich denke allerdings, dass es eine direktere Linie von Ferenczi über Balint zu Winnicott gibt. Von diesen dreien wurde Ferenczi völlig aus der psychoanalytischen Gemeinde ausgestoßen, Balint sozusagen toleriert, während Winnicott kaum angefochten wurde (er hatte allerdings schwere Jahre, in denen er heftigen Gegenwind von den kleinianischen Kollegen bekam). Vielleicht lag es daran, dass er als Kinderanalytiker eine Art grünes Licht bekam, denn, wie er als solcher einmal sagte, es gibt kein Baby an sich, man kann es nur zusammen mit der Mutter denken.

Man kann also den Patienten nur eingebettet in seine Beziehungserfahrungen der Vergangenheit und Gegenwart sehen. Winnicott (1971a) erfand das »squiggle game« als Dialog zwischen Kinderpatient und Kindertherapeut. Das Medium sind dabei gezeichnete Schnörkel, mit denen Patient und

Therapeut abwechselnd ein gemeinsames Gebilde schaffen, dessen Bedeutung sich langsam ergibt.

Auch andere Medien kann man sich natürlich vorstellen: plastisches Material zum Beispiel zur gemeinsamen Schaffung dreidimensionaler Gebilde oder eben (besonders bei Erwachsenen) Wörter. So gibt es den Begriff des »Wort-Squiggles« (Kelleter 1995), es gibt das »verbale squiggle-game«, wie es Bryce L. Boyer (1997) nennt. Auch Masud R. Khan (1982, S. 216), ein Winnicott-Schüler, versteht den therapeutischen Dialog mit einer spätadoleszenten Borderline-Patientin als »eine Art verbalen Schnörkel-Zeichnens«. Eine andere Vorstellung ist das »gemeinsame Sprach-Spiel« (Loch 1993, S. 93), das sich »zwischen Analysand und Analytiker ereignen [sic!] kann, wenn die wirksamen Prozesse bei beiden sich in derselben Funktionsschicht abspielen« (Schacht 2002).

Schönere Bilder kann man eigentlich für das »Spiel« in der Übertragungs-Gegenübertragungs-Matrix, im »analytischen Feld« und für das »analytische Dritte« nicht finden. Boyer (1997, S. 65) verwendet das Modell Ogdens (1997): »Innerhalb des Feldes des ›analytischen Dritten‹ (hergestellt durch die Interaktion zwischen Patient und Analytiker auf einer intrapsychischen Ebene) sucht und ›findet‹ (in dem Winnicott'schen Sinn des ›Findens eines Objekts‹, das bedeutet spielerisch erschaffen) der Analytiker Wörter, um die subjektiven Zustände des Analytikers und des Patienten zu überbrücken, und dabei versteht er das Paradox, dass der psychologische Raum, der sie *trennt*, gleichzeitig eine potenziell mächtige *Verbindung* herstellt, die die dissoziierten Zustände des Patienten *verbindet*« (Bion 1959; Volkan 1981).

Boyer (1997, S. 69) bezieht sich explizit auf Winnicott, der gefordert hatte, der Analytiker müsse einen potenziellen Raum, in dem Kreativität geschieht, zulassen, und auf Bion (1962b), der die Notwendigkeit, in eine Art Traumzustand (»reverie«) einzutreten, betonte. »Ich finde, dass meine anregendsten und produktivsten Methoden in der Arbeit mit regredierten Patienten während solcher ungewöhnlichen

Gelegenheiten entstehen, wenn ich, während des Zustandes der ›reverie‹, auf die sich, wie ich glaube, Bion bezieht, ganz komfortabel und spontan das spiele, was ich als verbale Version von Winnicotts […] ›squiggle game‹ mit dem Patienten verstehe. In diesem Moment werden Analysand und ich einander subjektive Objekte. Wir benutzen keine Stifte, sondern schaffen stattdessen unsere ›Zeichnungen‹ verbal, wenn die Assoziationen des Patienten und des Therapeuten offenbar miteinander kontaminiert sind« (eigene Übersetzung).

## Psychodramatisches Mitagieren

Was der Patient nicht bebildern kann, könnte der Analytiker aus dem Stegreif in Szene setzen, indem er aufgrund seiner Gegenübertragung den Part eines Gegenspielers übernimmt und gestaltet, einen Gegenspieler, der einer verborgenen Fantasie oder abgekapselten Beziehungserfahrung des Patienten entspricht. Die Ursprünge eines solchen Vorgehens liegen wieder einmal bei Ferenczi (1931, S. 494), der in seiner schon erwähnten Arbeit *Kinderanalysen mit Erwachsenen* den Versuch beschreibt, die kühle, teilnahmslose Haltung des Analytikers zu überwinden, um die Assoziationsbereitschaft des Patienten anzuregen. Hier ein Beispiel von Ferenczi selbst:

> »Ein im besten Mannesalter stehender Patient entschließt sich nach Überwindung schwerer Widerstände, insbesondere seines starken Mißtrauens, sich Vorgänge seiner frühesten Kindheit zu vergegenwärtigen. Dank der analytischen Aufhellung seiner Vorzeit weiß ich bereits, daß er mich in der wiedererlebten Szene mit seinem Großvater identifiziert. Auf einmal – mitten im Gespräch – schlingt er seinen Arm um meinen Hals und flüstert mir ins Ohr: ›Du, Großpapa, ich fürchte, ich werde ein kleines Kind bekommen!‹ Da verfiel ich auf die, wie mir scheint, glückliche Idee, ihm zunächst nichts von Übertragung und dergleichen zu sagen, sondern im gleichen Flüsterton die Rückfrage an ihn zu richten: ›Ja, warum glaubst du denn das?‹

> Wie Sie sehen, habe ich mich da in ein Spiel eingelassen, das man Frage- und Antwortspiel nennen könnte, durchaus den Vorgängen analog, die uns die Kinderanalytiker berichten.«

Ein solches Mitagieren entspricht genau dem Schnörkelspiel Winnicotts. John E. Gedo (1993) spricht dann schon einmal mit Bedacht in der *Mutter*sprache seines Patienten, übernimmt die Rolle der strengen, französischsprachigen Mutter: »Ich sagte dies in einem Ton, der Drohung, frustrierten Ärger und ein großes Maß an Gewißheit vermittelte – aber ganz wie ein Schauspieler, der seine Rolle spricht.«

> Einem paranoiden Patienten, der den Analytiker und die Analyse verächtlich verspottete, begegnete er so: »Ich fing an, mit ärgerlicher Stimme zu antworten, und verglich ihn mit seiner verrückten Mutter, die ich ›Lady Arschloch‹ nannte. Genauso war sie von einigen Nachbarn während seiner Latenzzeit beschimpft worden. Schließlich brach ich in eine Serie von Flüchen und Schimpfkanonaden aus und nannte ihn einen ›Scheißkerl‹, der vor lauter Starrsinn niemandem erlauben würde, sein Leben zu retten. Schließlich brüllte ich ihn an: ›Okay, es geht mich ja nichts an, von mir aus kannst du verrecken!‹«
>
> Nach einem kurzen Schweigen setzte sich der Patient auf, zitterte und schluchzte: Er würde sich nie für das revanchieren können, was ihm gerade gegeben wurde. Er hatte begriffen, dass er aus »purem Sadismus« mit dem Analytiker genau das inszeniert hatte, was er mit anderen Menschen machte. Es wäre für den Analytiker viel einfacher gewesen, diesen »Kampf um die Korrektur seiner Verzerrungen« zu umgehen, statt dass dieser »um der Wahrheit willen ärgerlich geworden war«.
>
> Gedo kommentiert: »Mit anderen Worten: Der Analysand gewann jetzt selbst Einsicht in die Verschiebung seiner Übertragung ebenso wie in die projektive Verzerrung dessen, wer wen beleidigte. Die akute Krise war vorüber«. Gedo betont, dass er nicht einfach einem Wutanfall erlegen war, dass allerdings seine Gefühle schon echt waren, aber nicht besonders intensiv; er hatte sich vielmehr entschlossen, sich »durch das sich entfaltende Geschehen wie in einem Psychodrama mitreißen zu lassen« (alle Zitate aus Gedo 1993, S. 133ff.).

Natürlich kommt es ganz auf den Stand der Entwicklung der therapeutischen Beziehung an, wieweit man solche überraschenden Aktionen riskieren kann. Es lassen sich dem Patienten gegenüber ganz verschiedene Rollen einnehmen. Therapeuten können die Täter-Rolle einnehmen, aber auch das Opfer darstellen, da der Patient ja vielleicht nicht in der Lage ist, sich mit sich selbst als Opfer zu identifizieren. So wie eine Patientin mit dissoziativer Persönlichkeitsstörung ja auch verschiedene Rollen spielen kann, kann man als Therapeut auch eine davon übernehmen, zum Beispiel einmal mit kindlich-zaghafter Stimme sagen, wie man sich vorstellt, dass ein sexuell missbrauchtes Kind einer ignoranten Mutter sagen würde: »Mama, als du im Krankenhaus warst, hat Papa immer so komische Sachen mit mir gemacht, wenn er mich ins Bett brachte«, um von der Patientin zu erfahren, wie die Mutter damals wirklich reagiert hatte. Oder man wechselt die Rolle und die Stimmlage und fährt fort, wie man sich die Mutter vorstellt: »Ach Quatsch, das hast du nur geträumt!«

Derartige Berichte aus der Literatur ermutigen mich, doch eher negative Gefühle oder Aggressionen, die der Gegenübertragung entstammen, in den Dialog einfließen zu lassen, und zwar durchaus mit affektiver Kraft. Ist es nicht so, dass neuronale Veränderungen nur durch heftige Emotionen zu erwarten sind (Roth 2001)?

In einer Anfangsphase ist es natürlich notwendig, übermäßige aggressive Affekte im Sinne des Containings aufzubewahren, aber nach Monaten der Therapie kann es nicht mehr darum gehen, den Patienten zu schonen und ihn so zu begleiten, dass er das Bild, mit dem er sich selbst schont, unbefragt weiter aufrechterhalten kann. Sollte man nicht doch die Rolle des »Bösen« entsprechend dem traumatischen Introjekt übernehmen, damit der Patient ein äußeres Gegenüber hat, gegen das er sich leichter behaupten und abgrenzen können wird als gegen sein inneres?

Es ist selbstverständlich immer eine Gratwanderung: Wird man als zu böse erlebt, droht der Beziehungsabbruch, ist man zu gewährend und bricht die oft jahrelange Abwehr der negativen Affekte nicht auf, verhindert man die Loslösung von den entsprechenden inneren Objekten.

## Aggression in der Gegenübertragung

Aufseiten der Therapeutinnen und Therapeuten treten Aggressionen aber nicht nur stellvertretend oder »gespielt« auf. Sie können durchaus »echt« sein.

> Natalie kam im Alter von Anfang zwanzig zur ambulanten Psychotherapie mit einem Körpergewicht, mit dem sie in einer psychosomatischen Klinik nicht aufgenommen worden wäre, ohne dass sie durch künstliche Ernährung erst einmal zugenommen hätte. Nach knapp anderthalb Jahren der kombinierten Einzel- und Gruppenpsychotherapie hatte sie das Körpergewicht wieder erreicht, das sie vor dem Beginn ihrer massiven anorektischen Störung gehabt hatte. Sie hatte ihre Ausbildung mit großem Erfolg beendet, hatte bereits eine neue Stelle und war auf Wohnungssuche, hatte aber ihre »Traumwohnung« jetzt nicht bekommen. Völlig unvermittelt sagte sie: »Ich möchte die Einzeltherapie in sechs Wochen beenden.« Die Gruppe zu beenden und einzeln weiterzumachen ginge ja nicht. Sie habe das in der Gruppe besprochen.
>
> In der Gegenübertragung empfinde ich eine ohnmächtige Wut: Verrat, Verlassenwerden, Zunichte-gemacht-Werden. Ich sage nichts. Natalie merkt, dass ihre naive Vorstellung, einfach so aufhören zu können, ohne die phantasmatischen Hintergründe auch nur zu befragen, von mir nicht akzeptiert wird. Sie fragt, ob ich etwas dagegen hätte. Ich sage, sie könne alles tun, sie könne mit der Therapie aufhören, unser Vertrag wäre, dass sie sie dann noch sechs Wochen fortsetzen müsse. Auch wenn sie gar nicht mehr käme, könne niemand sie daran hindern, ich könne ja nicht die Polizei rufen. Aber sie könne nicht erwarten, dass ich es billige, sage ich.
>
> Das ist wohl eine etwas zu aggressive, sadistische Reaktion – die ich gleichwohl nicht zu vermeiden in der Lage war.

Sie versteht das (nicht ganz falsch, denn ich bin gekränkt) so: Ich wolle, dass sie einfach abbricht und nicht mehr kommt, ich wolle sie nicht mehr sehen. Ich sage, ich möchte ihren Wunsch besser verstehen, und vermute, dass sie sozusagen abhebt, mit ihrer neuen Stelle fusioniert ist, manisch, omnipotent und triumphierend die alte Beziehung (zur Therapie) kappt. Sie hat ja auch ihren alten Vorgesetzten, ihren Mentor, verlassen. Wie jemand, fällt mir ein, der heiraten will und im Überschwang die Therapie beendet, als wäre jetzt alles erreicht und in Ordnung.

Sie versteht nichts. Ach, übrigens, sagt sie jetzt, sie habe die zuvor anvisierte Wohnung nicht nur nicht mieten, sondern auch nicht kaufen können. Sie habe daran gedacht, sie zu kaufen, sie bekomme ja jetzt in Zukunft ein volles Gehalt. Ich reagiere etwas unwillig: Sie wisse ja gar nicht (ich füge ein »liebes Kind« hinzu – wieder mein reaktiver Sadismus), was es bedeuten kann, ein Haus oder eine Immobilie zu erwerben, noch dazu in ihrem Alter, da sie doch jetzt nach der Ausbildung ihre allererste Stelle antritt.

Da sagt sie, sie hätte es zusammen mit dem Vater durchgerechnet und überlegt, die Wohnung zusammen mit dem Vater zu kaufen! Ich reagiere etwas (zu) aufgeregt: Jetzt ist es ja klar: eine manische Fusion mit dem Vater, da brauche sie ja tatsächlich niemand anderen sonst auf der Welt! Sie antwortet: »Sie tun ja so, als ob ich schon beim Notar gewesen bin, das ist aber nicht der Fall, ich bin auch zu dem Ergebnis gekommen, die Wohnung nicht zusammen mit meinem Vater zu kaufen!«

Wie aus heiterem Himmel erscheinen zerstörende Kräfte, die die Beziehung attackieren, Natalie gerät in der therapeutischen Beziehung in einen von beiden Beteiligten existenziell erlebten Machtkampf, einen Kampf um Selbstbehauptung, voller aggressiver Emotionen sowohl in der Übertragung als auch in der Gegenübertragung.

Nachdem ich mit der Gruppentherapeutin gesprochen hatte, kam heraus, dass die Gruppe keinesfalls einverstanden gewesen sei, die Gruppe habe freundlich bemerkt, dass man über sie fast gar nichts wisse, dass sie wohl fast alles in der Einzeltherapie bearbeite, es gab einen Gruppenkonsens, dass sie doch weiter kombinierte Therapie machen solle! In der Gruppe entstand die Vorstellung, sie wolle ausgerechnet die positive Vater-Beziehung (zu mir) beenden. Mein Gefühl aber war vielmehr: Machtkampf mit mir als Mutter-Objekt in der fantasierten

> Fusion mit einem Vater: neue Stelle, neuer Chef, neuerdings ganz unbefangene Beziehung zum Vater, Erwachsensein, Autonomsein, die Mutter überflügelt haben, Triumph!

Den ketzerischen Gedanken, den ich gezeigt habe, sehe ich heute darin, dass man Patienten manchmal zu Entwicklungsfortschritten verhelfen kann, indem man ihnen in bestimmten Phasen zeigt und mitteilt, dass man sie in großen Teilen nicht akzeptiert und nicht mit ihnen einverstanden sein kann, sie nicht einmal »mag«, während man gleichzeitig selbstverständlich verlässlich das Setting aufrechterhält. So kann es gelingen, dass der Patient sich gegen das externalisierte Böse erstmalig abgrenzen kann, ohne die Situation zu verlassen, weil er gleichzeitig auch »das Gute« der Beziehung spüren kann.

Vielleicht passt dazu folgender Gedanke Ferenczis (1931, S. 498f.): »Recht häufig versuchen es die Kranken, den bei uns vermuteten versteckten bösen Willen durch ihre Schlimmheit, Sarkasmus, Zynismus, verschiedene Unarten, auch Grimassen, zu provozieren. Es ist nicht vorteilhaft, auch unter diesen Umständen den immer Guten und Nachsichtigen zu spielen, es ist ratsamer, ehrlich einzugestehen, sein Benehmen berühre uns unangenehm, daß wir uns aber beherrschen müssen, wissend, daß er sich nicht ohne Grund der Mühe des Schlimmseins unterziehe.«

Es gibt aber einen Unterschied zwischen Enactment und psychodramatischem Agieren. Das Enactment entsteht spontan, ohne Überlegung, es *passiert* (und manchmal reagiert man mit Scham, wenn man zum Beispiel mit den Gedanken abgeschweift ist oder gar eingeschlafen). Das psychodramatische Inszenieren dagegen wird bewusster eingesetzt; der Analytiker sieht auf seine Gegenübertragungsgefühle, macht sich gewisse Vorstellungen und entschließt sich (blitzschnell), daraus eine Rolle zu machen, die er aus dem Stegreif spielt.

Um Veränderungen zu bewirken, müssen in der therapeutischen Beziehung starke Affekte entstehen, im Patienten und auch im Therapeuten, der sie oft durch projektiv-identifikatorische Kanäle aufnimmt, in die Beziehung bringt, wo sie dann als Aktion erscheinen, gegen die der Patient sich (endlich) *mit dem Affekt der Wut* wehren kann. Gelingt es danach, gemeinsam über die Situation zu reflektieren und womöglich psychogenetische Parallelen zu finden, sodass die Affekte mit dem ursprünglichen, traumatischen Geschehen verbunden werden, so sind Fortschritte in der Entwicklung und eine Verminderung der Kraft der Introjekte zu erwarten.

Es gibt inzwischen neurobiologische Vorstellungen, dass ohne derart starke Affekte neue Bahnungen nicht zu erwarten sind, dass ohne sie unverändert bleibt, was sich als Erfahrungen niedergeschlagen hat, auch an traumatischen: »In späterer Jugend und im Erwachsenenalter ist der Mensch in seinen Persönlichkeitsmerkmalen nur noch wenig veränderbar, es sei denn, er hat starke positive oder negative Erlebnisse« (Roth 2001, S. 452).

Hat man als Analytiker oder Therapeut immer wieder einmal Schuldgefühle entwickelt – etwa zu emotional, besonders aggressiv agiert zu haben –, dann wird man umgekehrt vielleicht Schuldgefühle bekommen müssen, *zu wenig* affektiv, *zu wenig* engagiert zu arbeiten. Psychoanalytische Therapie von Traumatisierten ist schließlich ein Prozess der Loslösung von den inneren Objekten, die der erlittenen traumatischen Gewalt entsprechen, ein Trauerprozess, der nur in Gang kommt, wenn die asymbolischen »gefrorenen Introjekte« (Giovacchini 1967) in der therapeutischen Beziehung »aufgetaut«, zusammen mit den adäquaten Affekten entäußert und nun überlebt werden können.

## Grenzen setzen

Das vereinbarte Setting und die äußeren Bedingungen der Psychotherapie – feste Zeiten, ein fester Ort, Finanzierungsregelungen, Einzel-, Gruppen- oder kombinierte Therapie

– bilden den äußeren Rahmen, der über die reale Notwendigkeit der Gewährleistung einer kontinuierlichen Arbeit auch einen hohen symbolischen Wert hat. Er gibt Sicherheit: Was auch immer in der Beziehung geschieht, sie wird auf jeden Fall weitergehen. Der Therapievertrag fordert also regelmäßiges Erscheinen, regelt die Ferienunterbrechungen, das Ausfallhonorar, wenn Sitzungen doch einmal versäumt werden, erfordert explizit die Bemühung, sich nach innen zu öffnen, während zu Bezugspersonen außerhalb der Therapie eine gewisse Grenze gewahrt werden soll, denn die unklaren, ambivalent erlebten Bereiche sollen erst einmal in der Therapie genügend geklärt werden. Auch sollten wichtige Entscheidungen wie Kündigungen, Eingehen fester Bindungen (wie Heiratspläne oder Realisierung eines Kinderwunsches) etc. genügend besprochen worden sein.

Eine wichtige Entscheidung ist zudem das Therapieende. Wenn ein Patient den Wunsch verspürt, die Therapie zu beenden, sollten sich beide Seiten eine gewisse Zeit zur Bearbeitung dieses Wunsches geben – wenn man das nicht möchte, sollte man im Sinne einer Kündigungsfrist noch weitere sechs Wochen weiterarbeiten.

Der Rahmen gibt psychodynamisch insofern auch eine Sicherheit, als er symbolisch ein Drittes, ein triangulierendes Gegengewicht in der dyadischen Beziehung bildet. Die Auseinandersetzung über die Rahmenbedingungen, oft offen aggressiv geführt, sind eine häufige Gelegenheit, Konflikte um Macht, Ängste vor Ent-Individualisierung und Verschlungenwerden, auch probeweise Autonomiebestrebungen und Selbstbehauptungsstrategien, mit dem Therapeuten auszutragen.

Psychotherapie findet immer an der Grenze zwischen den verschiedenen Auffassungen statt, den Vorstellungen oder den Bildern von dem, was gerade thematisiert wird oder die aktuelle Beziehung betrifft. Wenn auch die Grenze des Settings durch den allseits akzeptierten Vertrag real festgelegt ist, kann das Erleben des ursprünglich beiderseits Vereinbarten doch ganz gegensätzlich sein, und die Auseinandersetzung über die verschiedenen Auffassungen kann sehr fruchtbar, kann aber auch eskalieren und geradezu benutzt werden, um die therapeutische Beziehung aggressiv zu beenden, als wären die Bedingungen menschenfeindlich und als bliebe nur die Konsequenz, die Beziehung abzubrechen.

In folgendem Beispiel einer Auseinandersetzung über die Setting-Grenzen kam es zu einer Wut in der Gegenübertragung, zu einer dem Anlass völlig unangemessenen, gewissermaßen »mörderischen« Aggression, die ich in mir hochsteigen fühlte.

Frau G., Anfang vierzig, beruflich immer sehr erfolgreich, hatte in der psychosomatischen Klinik die Erinnerung an den Missbrauch durch ihren Vater im Alter zwischen sechs und acht Jahren wiedergewonnen. Sie hatte daraufhin Albträume und blitzartig einschießende Erinnerungsfetzen an den Missbrauch, die zu einem bisher ihr völlig fremden Selbstschädigungsagieren geführt hatten.

Nach ungefähr einem Jahr kombinierter Einzel- und Gruppenpsychotherapie eröffnete mir die Patientin in der Einzelsitzung fast fröhlich, jedenfalls naiv-unbefangen, dass sie die Sommerferien für eine Woche verlängern würde, weil sie mit einem Chor auf einer Reise die Gelegenheit hätte, ein paar Tage mit Menschen zu verbringen, wo sie doch sonst Kontakte zu Menschen eher meiden würde. Ich gab zu bedenken, dass es doch wichtig wäre, gerade nach der langen Sommerpause mit allen zusammen wieder anzufangen, das Ergehen der Gruppenmitglieder in den Ferien auszutauschen etc.

Nein, sie bestand darauf und blieb unbefangen bei ihren Reiseplänen. Langsam steigerte sich das aggressive Gefühl in mir, ich wurde strenger, aber sie argumentierte, es könne doch nicht schaden, wenn sie soziale Kontakte trainiere – wieder versuchte ich, sie auf den Vertrag zu verpflichten. Da fragte sie, warum ich so streng sei, es gäbe doch schließlich eine ganze Therapierichtung, die sich der Musik bediene, ich solle es doch einfach als Musiktherapie verstehen!

Ich wurde sozusagen bleich vor Wut, es fehlte nicht viel, ich wäre herausgeplatzt; so konnte ich mit gerade noch gefasster, wohl etwas zitternder Stimme sagen: »Ich denke, wir können uns hier nicht verständigen, ohne dass ich Ihnen einmal schildere, wie es in mir aussieht. Während Sie wie selbstverständlich Ihren Urlaubswunsch immer weiter verteidigt haben, ist in mir eine extreme kalte Wut entstanden, weil ich doch sozusagen mit Ihnen verabredet bin und Sie diese Verabredung einfach mit Füßen treten, als wäre ich Ihnen nichts wert, hätte keine Bedeutung für Sie!«

Die Patientin war sprachlos, aber anscheinend ohne Angst, ohne Ärger ihrerseits, eher verblüfft, und sagte dann: »Ich hätte mir nie vorstellen können, dass jemand so viel Interesse an mir haben würde, dass jemandem so viel daran liegt, dass ich da bin. Ich kann mir auch nicht vorstellen, dass ich mich selbst jemals so aufregen könnte, wenn jemand eine Verabredung absagt, ich würde denken, er hätte schon gute Gründe dafür. Mit dem Chor, das kann ich mir ja noch mal überlegen.«

Es ist wohl deutlich geworden, dass ich die Gefühle des vernachlässigten, missbrauchten, als Kind negierten Kindes von damals empfunden habe, die die Patientin selbst nie im Entferntesten haben konnte, weil sie identifiziert war mit dem Urteil des Vaters, dass sie ein Ding sei, nichts wert, wie sie auch ihr »Beziehungsproblem« schon längst »abgehakt« hatte.

In einem anderen Fall konnte die Auseinandersetzung um den Rahmen letztlich auf die ursprüngliche Traumatisierung bezogen werden.

Frau S., vom Großvater vom Kleinkindalter an über Jahre hinweg sexuell missbraucht, und zwar begleitet von einer gehirnwäscheähnlichen Aufforderung, sie könne es ruhig allen erzählen, man würde das eben nur mit schlechten Kindern machen, und alle wüssten, dass sie schlecht sei, alle wüssten auch, was er mit ihr mache, sie könne es allen sagen.

Diese Patientin konnte ihr Leben partiell meistern durch eine extreme Spaltung zwischen ihrer beruflichen Karriere und ihren anderen sozialen Beziehungen – sexuell war sie entweder gehemmt oder erlebte promiskuöse Sexualität in oberflächlichen sadomasochistischen Beziehungen. Nachdem sie bereits mehrere, auch stationäre Therapien hinter sich gebracht hatte, wollte sie wieder einen Versuch wagen wegen ihrer Depressionen, die auftraten, wenn sie allein war.

Nach ungefähr einem Jahr der fast begeisterten, idealisierenden Einstellung teilte sie eines Tages der Gruppe mit, sie habe ein wichtiges Meeting außerhalb und könne deshalb zur nächsten Sitzung nicht kommen. Sie druckste in unklaren Sätzen herum und meinte, sie halte nichts davon, jetzt über Hintergründe nachzudenken, und man könne auch nichts daran ändern. Ich bestand auf dem Therapievertrag, man könne nicht einfach wegbleiben, ohne mit den anderen gemeinsam zu bearbeiten, was denn wichtiger sei als die Teilnahme an der Gruppe. In der Einzelsitzung beklagte sie sich mit einer Haltung kopfschüttelnder Befremdung, sie fühle sich nicht als berufstätige Frau verstanden, vielmehr wie ein Kind behandelt und steigert sich in eine beträchtliche Wut hinein.

Ich bestand darauf, dass es hier zuerst noch nicht einmal darum ginge, ob sie zu dem Meeting führe oder nicht, sondern dass es um die Beziehung gehe, die sie missachte, wenn sie nicht authentisch kommuniziere, wie sie selbst zu dem Terminkonflikt stehe, den sie schließlich habe, ob sie sich Gedanken gemacht und auch bemüht habe, beide Termine in Übereinstimmung zu bringen. Ich sagte ihr also ohne besondere affektive Beteiligung, dass ich mich nicht berücksichtigt fühlte, solange ich nicht wisse, ob ihr der Therapietermin (also ich selbst) irgendetwas bedeute.

Meine Worte prallten an ihr ab; sie wollte abbrechen. »Eine derart menschenverachtende Arroganz, mit der Sie meine Bedürfnisse mit Füßen treten, ist mir lange, sehr lange nicht mehr begegnet! Das ist wie ein Schlag in den Unterleib!«

»In den Unterleib?«, fragte ich. »Sehr lange nicht mehr begegnet? Vielleicht seit dreißig Jahren nicht begegnet?«

»Was meinen Sie? Ach ja, aber das war der Missbrauch.« Plötzlich wurde sie von Weinen geschüttelt.

Damals habe sie keine Chance gehabt, Wut zu haben – die sie heute habe, sagte ich. Und sie konnte nichts tun, nicht einmal weggehen. Heute könne sie gehen, die Therapie abbrechen, sie sei nicht so existenziell abhängig von jemandem, den sie als menschenverachtend erlebe.

Zum Schluss der Stunde sagte sie: »Jetzt finde ich Sie gar nicht mehr so schlimm.«

Es geht hier um Hilfs-Ich-Funktionen. Einerseits muss man manchmal Grenzen setzen wie einem trotzigen Kind gegenüber, insbesondere wenn die Grenzen des vereinbarten Settings in destruktiver Weise überschritten werden sollen – die dann entstehenden aggressiven Gefühle sind unter dem Strich gesehen vielleicht sogar willkommen, wenn es nämlich gelingt, sie auf die Täter-Opfer-Situation zu beziehen und sie als eigentlich gegen den Täter gerichtet zu erkennen.

Andererseits ist mit »Grenzen aufrichten« die Stärkung von Selbst-Objekt-Grenzen gemeint, denn die Identifikationsvorgänge schwächen die Grenzen zwischen Täter und Opfer, wie schon vorher die Implantation der Gewalt und die Introjektion, wie wir gesehen haben. Erlebt nun die Patientin im Therapeuten den Täter wieder, kann sie doch realisieren, oder jedenfalls muss sie genau dabei Unterstützung bekommen, dass es nicht die traumatische Situation selbst ist, dass das Erleben nur ein Als-ob ist und dass die Patientin mit dem Therapeuten auch schon positive Erfahrungen gemacht hat – auf die sie zurückgreifen kann und sollte. Das Aufzeigen der Unterschiede zwischen der Gewalt damals und dem aktuellen Wiedererleben hilft, auch den Täter als den zu erkennen, der er wirklich einmal war: ein schwacher Erwachsener, der zynischerweise Gewalt über ein Kind zu seiner narzisstischen Vervollständigung nötig gehabt hatte. Das führt zum Erleben, kein hilflos ausgeliefertes Kind mehr zu sein, sondern ein urteilender Erwachsener. Das ist gemeint, wenn vom Aufrichten von Grenzen dem inneren Objekt gegenüber am Beispiel des äußeren therapeutischen Objekts die Rede ist, ein Zurechtrücken der Täter-Opfer-Beziehung.

## Traumatisierte Patienten in der analytischen Gruppenpsychotherapie

Borderline-Patienten haben zum Teil sehr heftige Gefühle und Affekte (zum Teil sind die Patienten aber ganz verschlossen) und können sie gleichzeitig nicht kontrollieren. Sie haben Beziehungen (ein Teil der Patienten aber nicht), können sie aber nicht durchhalten, sie oszillieren zwischen Idealisierung und Entwertung bzw. dem paranoiden Erleben absoluter Feindseligkeit, sodass die Beziehung abgebrochen werden muss. Die früh traumatisierte Person ist ständig auf der Suche nach einem spiegelnden Objekt, kann aber neue Erfahrungen schlecht annehmen, da sie gezwungen ist, den fremden Selbstanteil (»fremdes Selbst«, Fonagy) zu projizieren bzw. das Fremde durch projektive Identifikation im Anderen herzustellen, sodass sie es wieder zerstören muss.

In der Gruppe gibt es allerdings weit mehr als ein einziges (therapeutisches) Objekt, auf das die zerstörerischen Impulse projiziert werden können: jedes einzelne Gruppenmitglied, die Gruppe als ganze und der Gruppenleiter. So sind Übertragungsmanifestationen auf Teilobjekte – eine Spaltung im Erleben von nur guten und nur bösen Objekten – möglich. Damit können die guten Beziehungen ein Gegengewicht zu den unaushaltbaren, die Beziehung zerstörenden bösen Objekten bilden. Darüber hinaus werden die projizierten bösen Introjekte durch die vielfältig verschiedenen Reaktionen der Gruppenmitglieder metabolisiert, das heißt in ihrer zum Handeln drängenden Qualität auf eine sprachlich-symbolische Ebene gehoben.

Liegt der Gedanke nicht nahe, dass eine therapeutische Gruppe Faktoren bereithält, die dem Einzelsetting nicht zur Verfügung stehen, die aber eine günstige Wirkung auf die Entwicklung von Borderline-Patienten haben? Ist die Gruppe nicht ein komplexerer, kreativerer Spielraum als die Einzeltherapie? Bietet sie nicht vielfältigere Identifikationsmöglichkeiten? Ist die Spiegelung nicht facettenreicher, Konfrontationen nicht sowohl direkter als auch abwägend-differenzierender?

Wenn Peter Fonagy (2000, S. 1129) zum Erwerb der Mentalisierung sagt: »My caregiver thinks of me as thinking and therefore I exist as a thinker«, dann heißt das doch ebenso: »Die Gruppenmitglieder (und in meinem Erleben auch die ganze Gruppe) denken von mir als jemandem, der denkt, und deshalb existiere ich als denkendes Wesen.«

Allerdings haben Borderline-Patienten eine geringe Toleranz für unangenehme Affekte; sie haben Probleme, sich mit anderen verbunden zu fühlen, deren Feindseligkeit und paranoide Ängste zu kontrollieren. Leonard Horwitz (1977, S. 403) fragt deshalb, warum man sie denn dann in die Gruppe nehmen solle. Paradoxerweise deshalb, weil die Eigenschaften und Defekte, die die Borderline-Patienten zu problematischen Gruppenmitgliedern machen, genau die sind, die in der Gruppe am besten behandelt werden können. Das sind, wie Horwitz (1987, S. 248) meint: »eine falsche Haltung, Egozentrismus, soziale Isolation und Rückzug sowie sozial deviantes Verhalten« (eigene Übersetzung).

Wegen der Impulsivität und mangelnden Frustrationstoleranz von traumatisierten Patientinnen und Patienten ist es natürlich eine Frage, ob sie denn überhaupt gruppenfähig sind. Bei der Zusammensetzung einer therapeutischen Gruppe ist deshalb darauf zu achten, ob die traumatisierte Person eine gewisse Fähigkeit aufbringt, bei anderen Gruppenmitgliedern Bereiche erleben zu können, die sie bei sich selbst noch nicht ertragen kann, wie Konfrontation mit autoaggressivem Verhalten, aggressive Auseinandersetzung, Bearbeitung von Schuldgefühlen oder Konfrontation mit realer Schuld. Ferner muss sie ein gewisses Maß an Konfrontation mit eigenen Eigenheiten und Verhaltensweisen, insbesondere eigener Ambivalenz, durch die anderen Gruppenmitglieder aushalten können, ohne zu große Angst zu entwickeln bzw. sie massiv abwehren zu müssen. Besonders auch eine gewisse Schamtoleranz ist erforderlich.

Zu viel paranoide Abwehr, nämlich die Notwendigkeit, alles Gruppengeschehen auf sich selbst zu beziehen bzw. eigene Bereiche nur in den anderen zu lokalisieren, spricht nicht für die Eignung zur Gruppenpsychotherapie. Es ist klar, dass die Regulierung der Beziehung in der Einzeltherapie dem Patienten weitergehender überlassen bleiben kann als in der Gruppe, deren Mitglieder nicht immer allzu rücksichtsvoll miteinander umgehen werden. Auch hier geht es um die zu fordernde Fähigkeit, mit den Grenzen zwischen innen und außen einigermaßen umgehen zu können.

Den Gedanken, die Borderline-Persönlichkeitsstörung sei als eine frühe, also dyadische Störung am besten in der Einzeltherapie zu behandeln, halte ich für einen Irrtum, denn es ist eher eine Störung dessen, aus der dyadischen Beziehung wieder *herauszukommen* (Wiederannäherungsphase), eine Störung der Individuation (vgl. Hirsch 1988). Ganz schematisch kann man annehmen, dass sowohl die Mütter deprivierend waren, aber gleichzeitig die Kinder für sich beansprucht haben, als auch die Väter größtenteils abwesend.

Die Gruppe ist im Prinzip eine Situation der Triangulierung, und schließlich finden Sozialisation und Individuation vorrangig in Familien mit mehreren Mitgliedern statt. Deshalb wurde einmal gesagt, die Gruppenpsychotherapie sei ein »first-rate-training« für Borderline-Patienten (Horwitz 1977, S. 410). Gespaltene Persönlichkeitsanteile finden ihre Entsprechung bei den verschiedenen Teilnehmern, ebenso gespaltene Teilobjekte, die auf verschiedene Gruppenmitglieder projiziert werden, die entsprechende Rollen übernehmen. Es kann eine Externalisierung stattfinden, ohne dass die Beziehung zerstört würde.

## Die Gruppe als Container

Selten wird in der Literatur die Gruppe als Container im Bion'schen, zuletzt auch im Sinne Fonagys (Beginn der Symbolisierung durch den mütterlichen Container) aufgefasst. Wenn schon lange die analytische Gruppe als Repräsentanz der Familie gesehen wurde (die Gruppe als Mutter, die einzelnen Teilnehmer die Geschwister, der Gruppenleiter als Vater; Schindler 1951), könnte man sie dann nicht als Ort der nachholenden Entwicklung von Symbolisierung und Mentalisierung verstehen, in dem vielfältige Spiegelungen möglich sind, noch dazu unter dem Schutz immer anwesender triangulierender Dritter (vgl. Hirsch 2008)?

Es ist immer wieder berichtet worden, dass die Gruppenmatrix (Foulkes 1964), das heißt das unbewusste Netzwerk der Beziehungen als Grundlage der Kommunikation der Gruppe und ihr sichtbarer Ausdruck, dieselbe Funktion haben wie die genügend gute Dyade der frühen Mutter-Kind-Beziehung. So beschreibt Malcolm Pines (1990, S. 42) die Gruppenmatrix als »basic maternal function«.

Die Funktion der Spiegelung durch die Gruppenmitglieder ist für Siegmund H. Foulkes (1964) ein bedeutender Wirkfaktor der analytischen Gruppenpsychotherapie. Sie bedeutet, »daß der Patient sich selbst, seine Ängste, Konflikte, Wünsche, Symptome in den anderen Gruppenmitgliedern wie in einem Spiegel sieht, sich quasi in den anderen wiedererkennt« (Finger-Trescher 1991, S. 122). Das Spiegeln durch die Gruppe ist gerade für Patientinnen und Patienten, die in ihrer Selbst-Reflexions-Funktion geschwächt sind, sehr wertvoll. Die Spiegelfunktion in der Gruppe hat im Vergleich zur Einzeltherapie den großen Vorteil, dass sie vielfältige Aspekte des Patienten, positive und negative, facettenartig zurückspiegelt, was gerade für Borderline-Patienten, die projektiv-identifikatorisch Feindseligkeit provozieren, um ihre paranoide Voraussage bestätigt zu bekommen, von großem Vorteil ist.

Einerseits ist das Erleben der anderen Gruppenmitglieder

für den Einzelnen ein ständiges Identifikationsangebot, andererseits scheuen die Gruppenmitglieder sich nicht, ihn – freundlich, aber bestimmt – auch mit negativen Eigenschaften und Verhaltensweisen zu konfrontieren. Und dies tun sie nicht moralisch, sondern eher aus wohlwollendem Interesse, aus dem Bedürfnis nach Authentizität und Aufrichtigkeit.

Diese zwei Wirkmechanismen – Identifikation und Konfrontation – sind in der Gruppe sehr viel effektiver, als sie es je in der Einzelsituation sein können: Konfrontation mit dem So-Sein des Einzelnen durch die anderen Gruppenmitglieder sowie die Möglichkeit vielfältiger Identifikation mit den verschiedenen Gruppenteilnehmern. Die anderen sind wie Geschwister auf einer Ebene nicht nur gleichberechtigt, sondern geben auch selbst Bereiche, wie besondere Konflikte und Erfahrungen in Beziehungen der Vergangenheit und der Gegenwart, preis, ebenso gelungene und misslungene Lösungen. Das kann ein Einzeltherapeut natürlich nicht, da die Asymmetrie erhalten bleiben muss.

Auch Konfrontation kann in der dyadischen Beziehung nie so direkt und massiv sein, da erstens der in einem hierarchischen Gefälle sich oben befindliche Therapeut durch diese Position mit sehr viel Macht ausgestattet ist und zweitens in der Einzelsituation kein Dritter anwesend ist, der einen massiven Angriff oder eine Konfrontation, die als solche erlebt wird, auffangen könnte.

## Triangulierung und Zeugenschaft

Die Gruppe wird immer wegen ihrer triadischen Struktur eine zu bedrohliche dyadische Dynamik triangulierend relativieren. Wenn die ganze Gruppe verschlingend erlebt wird oder sich verschworen hat, sich gegen einen »Sündenbock« zu verbünden, wird der Therapeut auf der Seite des »Opfers« sein, er wird dazwischentreten. Ist der Therapeut als (väterliche) Autorität zu mächtig, bildet die Gruppe einen »Puffer«

(Horwitz 1977) zwischen der Autoritätsfigur und dem Einzelnen. Wenn zwei Teilnehmer (bzw. zwei Untergruppen) aneinandergeraten, werden andere Gruppenmitglieder oder der Therapeut den dritten Punkt des Dreiecks bilden.

Es geht aber keineswegs immer nur um offene Aggressionen. Es lassen sich viele sozusagen missbräuchliche Konstellationen denken, etwa falsches Mitleid, narzisstisches Benutzen, jemanden zu verführen, gleicher Meinung zu sein, jemanden in seiner Abhängigkeit und Anpassung zu bestätigen etc. Immer wird eine von den genannten Parteien relativierend eingreifen können.

Die Anwesenheit eines Dritten bedeutet eine Zeugenschaft, die notwendig ist, wenn die traumatisierende Situation in irgendeiner Weise wiedererlebt wird. Im traumatischen Akt sind Täter und Opfer ohne Zeugen, anders jedoch im Wiedererleben des Traumas in der Therapie. Auch in der Einzeltherapie müsste das Wissen, dass der Therapeut nicht der Missbraucher ist, schon eine trianguläre Situation sein oder auch der analytische Rahmen das Dritte bilden, aber die therapeutische Ich-Spaltung des Patienten reicht oft nicht aus, um diese Differenzierung zu realisieren. Ganz anders in der Gruppensituation, in der die anderen immer real anwesend sind und das verzerrte Erleben der Realität und der Machtverhältnisse zurechtrücken können.

## Übertragungsspaltung

Eine Abwehrmöglichkeit für traumatisierte, persönlichkeitsgestörte Patienten ist die Spaltung der Objekte in nur gute und nur böse. Die Spaltung verhindert die Kontamination der guten Objekte mit bösen Anteilen, die ihren Verlust bedeuten würden. Übertragungsspaltung bedeutet das gleichzeitige Bestehen mehrerer Übertragungsqualitäten und -objekte innerhalb derselben therapeutischen Gesamtsituation. Es sind also mehrere Therapeuten beteiligt, auch eine Gruppe besteht ja aus mehreren möglichen Übertragungsobjekten. Schließlich kann auch auf die Gruppe als Ganzer übertragen werden, positiv als Schutz und Sicherheit gebendes Gehäuse, negativ als verschlingende Mutter-Imago.

Wenn traumatisierte Patienten in der Übertragung die traumatische Situation im Wiederholungszwang externalisierend wiedererleben, stellt die Gruppe eine Art Bühne dar, auf der die heftigen Gefühle aufleben, etwa verlassen oder nicht verstanden zu sein, begleitet von heftigen aggressiven Äußerungen bzw. ihren Äquivalenten wie Somatisierung und autoaggressives Agieren. Diese Reaktionen können in der Gruppe eher aufgefangen werden. Sie werden leichter als Übertragung verstanden als in der Einzeltherapie, weil es dort nur ein einziges »vollständiges böses« Objekt gibt.

Dagegen kann der Therapeut oder ein bestimmtes Mitglied in der Gruppe als »nur böse«, extrem verfolgend erlebt werden, gleichzeitig sind aber auch »gute« Objekte anwesend, die als relativierende Puffer zwischen den »Kontrahenten« die Beziehung retten können.

## Kreuzidentifikation von Tätern und Opfern

Für die therapeutische Aufarbeitung sind auch Gruppen denkbar, in denen sich sowohl weibliche Opfer sexuellen Missbrauchs als auch des sexuellen Missbrauchs überführte männliche Straftäter befinden (Hirsch 2003). Nicht Versöhnung ist das Ziel einer solchen gemischten Opfer-Täter-Gruppe, vielmehr die Ablösung vom jeweiligen inneren traumatischen Objekt durch Auseinandersetzung mit diesem am Beispiel des jeweils komplementären anderen.

Durch abgrenzende Gegenidentifikation, aber vor allem durch gegenseitige Täter- bzw. Opferidentifikation (»Kreuzidentifikation«) kommt es zur Anerkennung des jeweilig eigenen Täter- bzw. Opferanteils, zur Überwindung von teilobjektartigen Spaltungen in Gut und Böse, Recht und Unrecht, zur Stärkung der Selbst-Objekt-Grenzen. Das Zulassen von Wut und Angstaffekten in der Auseinandersetzung, die Bearbeitung von Schuld und Schuldgefühlen, das Anerkennen jeweils unterdrückter Täter- oder Opferanteile, schließlich die Entwicklung von Schamaffekten sind die Voraussetzung für eine Trauerarbeit, die die Entwicklung einer neuen Nicht-Opfer- bzw. Nicht-Täter-Identität ermöglicht.

Natürlich kann man nicht einfach Täter und Opfer bestimmter Gewaltformen in eine analytische Gruppe nehmen. Die Hauptvoraussetzung für das Gelingen ist meines Erachtens, dass die erst einmal als Täter erscheinenden Gruppenmitglieder in der Lage sind, sich auch als Opfer, die sie ja einmal gewesen sind, zu fühlen und sich sozusagen mit dem missbrauchten Kind in ihnen zu identifizieren. Im Grunde kommen auf diesem Weg Menschen zusammen, die sich erst einmal selbst als »Täter« oder »Opfer« definieren.

Wenn sie beide schon einmal Opfer gewesen sind, haben sie sich im Laufe der Entwicklung für die verschiedenen Formen der Identifikation mit dem Aggressor »entschieden«. Der Täter schlug sich auf die Seite der Mächtigen (unter denen er allerdings einmal gelitten hatte) und meint, »die Prügel haben mir nicht geschadet«. Er selbst leidet nicht so sehr, weil er wieder Schwächere leiden macht (A. Freud 1936). Die unterwerfende Identifikation mit dem Aggressor führt zu fortdauerndem Schuldgefühl und zum Selbstwertverlust; diese Form der Opfer-Identifikation hat Ferenczi (1933) sehr eindrücklich beschrieben.

Im Laufe der Entwicklung in der Gruppe treten nun Kreuzidentifikationen auf. Die »Opfer« erleben eigene innere Täter-Anteile im »Täter« außen, und die Identifikation des »Täters« mit sich selbst als Opfer nimmt zu. Wie eine chemische Reaktion, eine solche Assoziation sei mir gestattet, »knallt« es aber in der Gruppe erst einmal auf beiden Seiten, bis durch die Trauerarbeit eine Beruhigung und, wenn nicht Versöhnung, so doch eine Anerkennung der Schicksale und Entwicklungen der jeweils anderen möglich wird.

## Kombinierte Einzel- und Gruppenpsychotherapie

Die günstige triangulierende Funktion der Gruppe wird noch verstärkt, wenn zwei Therapiesituationen, eventuell mit zwei Therapeuten (Mann und Frau), gleichzeitig zur Verfügung stehen. In jeder psychosomatischen oder psychotherapeutischen Klinik, jedenfalls in Deutschland, werden mehrere Therapieformen kombiniert angewandt, unter anderem Einzelgespräche und Gruppensitzungen. Die Integration der verschiedenen Persönlichkeitsanteile und gegensätzlichen Übertragungsqualitäten und Projektionen findet in der Teamsitzung statt, in der sich die jeweiligen Therapeuten über einen Patienten auseinandersetzen. Im ambulanten Bereich wird dagegen die Kombination von Einzel- und Gruppenpsychotherapie kaum angewandt, sie ist in dieser Form auch keine Leistung der Krankenkassen.

Indiziert ist die Kombination für solche Patientinnen und Patienten, die von der Teilnahme an einer Gruppe sehr profitieren würden, aber vielleicht zu viel Angst und insbesondere auch Scham entwickeln würden. Solche Patienten spüren unter Umständen sehr genau, dass die Teilnahme an einer Gruppenpsychotherapie günstig wäre und nehmen das Angebot einer Kombination mit einer Einzeltherapie erleichtert an, wenn sie das Gefühl haben, auf diese Weise in ihren Gruppenängsten begleitet zu werden. Auch wenn abgespaltene Ich-Anteile vorliegen, die die Patienten voraussichtlich in der Gruppe als zu fremd, zu einzigartig erscheinen lassen würden, ist die Gruppenpsychotherapie indiziert, zum Beispiel in Fällen von sexuell deviantem Verhalten, Extremtraumatisierung im Erwachsenenalter wie Vergewaltigung oder auch Täterschaft, zum Beispiel bei Sexualdelikten.

Je nachdem, wie die Übertragungen verlaufen, kann der eine Therapeut gewährend und unterstützend, der andere eher fordernd sein und konfrontieren. Ist der eine scheinbar grenzenlos annehmend, ist das umso eher möglich, als der andere Grenzen setzt. Das Moment der Triangulierung wird besonders wichtig, wenn der eine Therapeut (oder die ganze Gruppe) als zu einengend, überstülpend oder überfürsorglich, also Identität beraubend, erlebt wird.

Unbedingt erforderlich ist es, dass ein ständiger Austausch zwischen den beteiligten Therapeuten stattfindet. Dazu ist es wünschenswert, dass sie dieselbe theoretisch-wissenschaftliche Sprache sprechen, sich also zwanglos verständigen können, und dass sie sich regelmäßig, zum Beispiel in einer gemeinsamen Intervisionsgruppe, sehen, damit der Austausch nicht etwa auf Telefonkontakte in Notfällen beschränkt bleibt. Die Gegenübertragungsgefühle können völlig entgegengesetzt sein und entsprechen den augenblicklichen Objektqualitäten im Erleben des Patienten.

In dieser Auseinandersetzung der Therapeuten über die verschiedenen Gegenübertragungsgefühle, das heißt die verschiedenen Objektbeziehungsanteile, liegt das Kernstück der therapeutischen Wirksamkeit für Borderline-Patientinnen und -Patienten. Hier findet die Integration der bisher gespaltenen Teilobjektrepräsentanzen statt.

Für die stationäre Psychotherapie haben das Arfst-Jürgen Arfsten und Sven Olaf Hoffmann (1978, S. 236) schon vor einiger Zeit formuliert: »Die Gruppe der Therapeuten [fügt] durch ihre ständige Kommunikation das zusammen, was der Patient trennt bzw. spaltet.« Und wie es in den Teams solcher Kliniken zuweilen affektiv hoch hergeht, wird sich auch die Auseinandersetzung der an der kombinierten Therapie beteiligten Therapeuten nicht auf einen bloßen Informationsaustausch beschränken, sondern die komplementären Gegenübertragungsgefühle werden durchaus in die Auseinandersetzung einfließen. Dabei können heftige Aggressionen in den beteiligten Therapeuten entstehen, die einer Gegenübertragungsinszenierung entsprechen, also eine Entäußerung der gegensätzlichen verborgenen Anteile des Patienten sind, nun aber erst im Team und dann auch im Therapeuten im Sinne des Containings integriert werden können.

# Schlussbemerkung

Wenn wir auch eine Inflation des Traumabegriffs beobachten, wenn auch »Trauma« als Kurzformel das traumatisierende Geschehen und seine Folgen nur ungenau beschreibt, so ist es doch endlich anerkannt, dass an der Wurzel schwerer psychischer Störungen eine traumatisierende Einwirkung auf das sich entwickelnde Kind in Form von offener oder subtiler Gewalt liegt.

»Trauma« bzw. »Traumatisierung« werden als Begriffe ganz verschieden verwendet. Akut- und Extremtraumatisierungen, die in ein durchschnittliches Erwachsenenleben hineinschlagen, können eher mit einem ich-psychologischen Reizüberflutungsmodell erfasst werden, die Folgen sind eher akut auftretende Störungen im Sinne der Posttraumatische Belastungsstörung. Langjährigen traumatisierenden Einflüssen in bestehenden Beziehungen werden eher Konzepte der Internalisierung der Gewalt und der Identifikation mit dem Aggressor gerecht; die Grundlage des Verständnisses der masochistischen, unterwerfenden Identifikation und der Schuldgefühldynamik des Opfers hat Ferenczi gelegt.

Welche Parameter (zum Teil auch körperliche wie Erhöhung der Stresshormone) man zur Definition des Traumas bzw. der Traumatisierung auch fordert, nicht jedes belastende oder schädigende Ereignis, nicht jede Gewalterfahrung bedeutet unbedingt eine Traumatisierung. Allerdings sind wir alle in gewisser Weise »Traumatisierte« – das ist zwar zugespitzt und weitet den Traumabegriff unzulässig aus, aber damit ist gemeint, dass wir als Menschen stets Opfer eigener und fremder Destruktion sind, wie wir ja auch unseren Kindern nie optimal gerecht werden können.

Während bei Aktuttraumatisierungen eher ein Therapiekonzept berechtigt ist, das sich auf die Symptombeseitigung und die Stabilisierung der Patientinnen und Patienten konzentriert, bedürfen die Opfer von familiären Beziehungstraumata, die ja auch keine lautstarken akuten Symptome entwickeln, sondern an chronischen Selbstwertproblemen, Schuldgefühlen, Depressionen und vor allem gravierenden Beziehungsstörungen leiden, eine lang dauernde psychoanalytische oder psychodynamische Therapie, die wiederum die therapeutische Beziehung in das Zentrum der Behandlung stellt. Interessanterweise haben die Psychoanalytiker, die den Einfluss von Beziehungserfahrungen des sich entwickelnden Kindes an die erste Stelle setzen, auch ein intersubjektives Verständnis, also ein Beziehungsverständnis des therapeutischen Prozesses.

Die – abgeschwächte – Wiederholung der traumatisierenden Situation ist in der Therapie gerade erwünscht, sie wird auch aufgrund des Wiederholungszwangs naturgemäß eintreten, sofern sie zugelassen wird. Dabei werden im geschützten therapeutischen Raum heftige Affekte frei, die bis dahin abgespalten und unterdrückt werden mussten, allerdings ist die Befürchtung einer Retraumatisierung insofern nicht berechtigt, als der Patient den Als-ob-Charakter der Wiederholung erkennen kann bzw. der Therapeut alles tun muss, um ihm das Erleben dieser Differenz zu ermöglichen. Gelingt dies, entstehen Subjekt-Objekt-Grenzen, die wegen der Täter-Opfer-Verschmelzung bis dahin unklar waren.

Psychoanalytische Konzepte der Traumatisierung und der Ätiologie von Persönlichkeitsstörungen sowie Konzepte der psychoanalytischen Therapie selbst gibt es schon lange. Insofern halte ich eine zeitgenössische Psychoanalyse für prädestiniert, zur Diskussion von Theorie und Therapie schwer gestörter, das heißt traumatisierter Patientinnen und Patienten beizutragen.

# Literatur


Adler, H. (1997): Sexualisierte Übertragung als Abwehr von Scham und Selbstverlust. Z. Psychoanal. Theor. Prax. 12, 378–391.

Ahlheim, R. (1985): »Bis ins dritte und vierte Glied«. Das Verfolgungstrauma in der Enkelgeneration. Psyche – Z. Psychoanal. 39, 330–354.

Amati, S. (1977): Reflexionen über die Folter. Psyche – Z. Psychoanal. 31, 228–245.

Amati, S. (1990): Die Rückgewinnung des Schamgefühls. Psyche – Z. Psychoanal. 44, 724–740.

Améry, J. (1966): Jenseits von Schuld und Sühne. München (dtv), 1988.

Amigorena, H., Vignar, M. (1977): Zwischen Außen und Innen: Die tyrannische Instanz. Psyche – Z. Psychoanal. 33, 610–619 (1979).

Anonyma (1988): Verführung auf der Couch. Freiburg (Kore). Neuaufl. Gießen (Psychosozial-Verlag) 2003.

Appelfeld, A. (1999): Geschichte eines Lebens. Berlin (Rowohlt) 2005.

Arfsten, A. J., Hoffmann, S. O. (1978): Stationäre psychoanalytische Psychotherapie als eigenständige Behandlungsform. Praxis Psychother. 23, 233–245.

Arlow, J. A. (1969): Phantasie, Erinnerung und Realitätsprüfung. Psyche – Z. Psychoanal. 23, 881–899.

Asch, S. S. (1980): Suicide, and the hidden executioner. Int. Rev. Psychoanal. 7, 51–60.

Balint, M. (1949): Wandlungen der therapeutischen Ziele und Techniken in der Psychoanalyse. In: Die Urformen der Liebe und die Technik der Psychoanalyse. Stuttgart (Klett) 1966.

Balint, M. (1969): Trauma und Objektbeziehung. Psyche – Z. Psychoanal. 24, 346–358 (1970).

Baranger, M., Baranger, W., Mom, J. M. (1988): The infantile psychic trauma from us to Freud: pure trauma, retro-activity and reconstruction. Int. J. Psycho-Anal. 69, 113–128.

Bergmann, M. S. (1995) Wiederkehrende Probleme in der Behandlung Überlebender und ihrer Kinder. In: Bergmann, M. S., Jucovy, M. E., Kestenberg, J. S. (Hg.): Kinder der Opfer, Kinder der Täter. Psychoanalyse und Holocaust. Frankfurt a.M. (Fischer).

Bergmann, M. S. (2000): Der Konflikt zwischen Aufklärung und Romantik im Spiegel der Geschichte der Psychoanalyse. Jahrb. Psychoanal. 42, 73–103.

Bergmann, M. V. (1995): Überlegungen zur Über-Ich-Pathologie Überlebender und ihrer Kinder. In: Bergmann, M. S., Jucovy, M. E., Kestenberg, J. S. (Hg.): Kinder der Opfer, Kinder der Täter. Psychoanalyse und Holocaust. Frankfurt a.M. (Fischer).

Bettelheim, B. (1943): Individual and mass behaviour in extreme situations. J. Abnorm. Soc. Psychol. 38, 417–452. Deutsch in: Aufstand gegen die Masse. München (Szczesny) 1964.

Bettelheim, B. (1979): Surviving and other essays. New York (Knopf). Deutsch: Erziehung zum Überleben, Stuttgart (DVA) 1980.

Bion, W. R. (1959): Attacks on linking. Int. J. Psycho-Anal. 39, 341–349.

Bion, W. R. (1962a): Lernen durch Erfahrung. Frankfurt a.M. (Suhrkamp) 1990.

Bion, W. R. (1962b): A theory of thinking. In: Second Thoughts: Selected papers on psychoanalysis. London (Heinemann) 1967.

Blum, H. P. (1973): The concept of erotized transference. J. Am. Psychoanal. Ass. 21, 61–76.

Blum, H. P. (1986): The concept of the reconstruction of trauma. In: Rothstein, A. (Hg.): The reconstruction of trauma. Its significance in clinical work. Madison CT (Internat. Univers. Press).

Bohleber, W. (2000): Die Entwicklung der Traumatheorie in der Psychoanalyse. Psyche – Z. Psychoanal. 54, 797–839.

Bollas, C. (1987): The shadow of the object. Psychoanalysis of the unthought known. London (Free Association).

Bolognini, S. (1994): Transference: erotised, erotic, loving, affectionate. Int. J. Psychoanal. 75, 73–86.

Bowlby, J. (1960): Grief and mourning in infancy and early childhood. Psychoanal. Study Child 15, 9–52.

Bowlby, J. (1973): Trennung. Psychische Schäden als Folge der Trennung von Mutter und Kind. München (Kindler) 1976.

Boyer, L. B. (1956): On maternal overstimulation and ego defects. Psychoanal. Study Child 11, 236–256.

Boyer, L. B. (1997): The verbal squiggle game in treating the seriously disturbed patient. Psychoanal. Quart. 66, 62–81.

Clancy, S. (2010): The trauma myth. New York (Basic Books).

Cremerius, J. (1983): »Die Sprache der Zärtlichkeit und der Leidenschaft«. Reflexionen zu Sándor Ferenczis Wiesbadener Vortrag von 1932. Psyche – Z. Psychoanal. 37, 988–1015.

Dornes, M. (2004): Über Mentalisierung, Affektspiegelung und die Entwicklung des Selbst. Forum Psychoanal. 20, 175–199.

Dulz, B., Jensen, M. (2000): Aspekte einer Traumaätiologie der Borderline-Persönlichkeitsstörung. Psychoanalytisch-psychodynamische Überlegungen und empirische Daten. In: Kernberg, O., Dulz, B., Sachsse, U. (Hg.): Handbuch der Borderline-Störung. Stuttgart (Schattauer), 167–193.

Eckert, J., Dulz, B., Makowski, C. (2000): Die Behandlung von Borderline-Persönlichkeitsstörungen. Psychotherapeut 45, 271–285.

Ehlert, M., Lorke, B. (1988): Zur Psychodynamik der traumatischen Reaktion. Psyche – Z. Psychoanal. 42, 502–532.

Ehrenberg, D. B. (1992): Jenseits der Wörter. Zur Erweiterung der psychoanalytischen Interaktion. Stuttgart (Klett) 1996.

Eissler, K. R. (1968): Weitere Bemerkungen zum Problem der KZ-Psychologie. Psyche – Z. Psychoanal. 22, 452–463.

Faimberg, H. (1987): Die Ineinanderrückung (Telescoping) der Generationen. Jahrb. Psychoanal. 20, 114–142.

Faimberg, H., Corel, A. (1991): Wiederholung und Überraschung. Ein klinischer Zugang zur Notwendigkeit der Konstruktion und ihrer Gültigkeit. Jahrb. Psychoanal. 28, 50–70.

Fairbairn, W. R. (1952): Psychoanalytic studies of the personality. London (Routledge & Kegan Paul). Deutsch: Das Selbst und die inneren Objektbeziehungen. Gießen (Psychosozial-Verlag) 2000.

Falzeder, E. (1984): Die »Sprachverwirrung« und die »Grundstörung« – Die Untersuchungen Sándor Ferenczis und Michael Balints über die Entstehung und die Auswirkung früher Objektbeziehungen. Salzburg (Diss.).

Ferenczi, S. (1919): Die Psychoanalyse der Kriegsneurosen. Int. Psychoanal. Bibliothek Nr. 1, Leipzig, Wien (Int. Psychoanal. Verl.).

Ferenczi, S. (1921): Psychoanalytische Betrachtungen über den Tic. In: Bausteine zur Psychoanalyse I. Bern (Huber), 2. Aufl.1964, 193–236.

Ferenczi, S. (1926a): Gulliver-Phantasien. Bausteine III zur Psychoanalyse, Bern (Huber), 2. Aufl. 1964, 307–331.

Ferenczi, S. (1926b): Aktuelle Probleme der Psychoanalyse. Bausteine zur Psychoanalyse III, Bern (Huber), 2. Aufl. 1964, 332–346.

Ferenczi, S. (1927): Die Anpassung der Familie an das Kind. Bausteine zur Psychoanalyse III, Bern (Huber), 2. Aufl. 1964, 347–366.

Ferenczi, S. (1931): Kinderanalysen mit Erwachsenen. In: Bausteine der Psychoanalyse III, Bern (Huber), 1964, 490–510.

Ferenczi, S. (1933): Sprachverwirrung zwischen den Erwachsenen und dem Kind. Bern (Huber) 1964, 511–525.

Ferenczi, S. (1938): Bausteine zur Psychoanalyse IV. Bern (Huber) 1964, 294.

Ferenczi, S. (1985): Ohne Sympathie keine Heilung. Das klinische Tagebuch von 1932. Frankfurt a.M. (Fischer) 1988.

Ferro, A. (2002a): Interpretation, Dekonstruktion, Erzählung oder Die Beweggründe von Jaques. Psyche – Z. Psychoanal. 56, 1–19.

Ferro, A. (2002b): Super-ego transformations through the analyst's capacity for reverie. Psychoanal. Quart. 71, 477–501.

Finger-Trescher, U. (1991): Wirkfaktoren in der Einzel- und Gruppenanalyse. Stuttgart-Bad Cannstatt (Frommann-Holzboog).

Fischer, G., Riedesser, P. (1998): Lehrbuch der Psychotraumatologie. München (Reinhardt).

Fonagy, P. (2000): Attachment and borderline personality disorder. J. Am. Psychoanal. Ass. 48, 1129–1146.

Fonagy, P., Target, M. (2000): Mit der Realität spielen. Zur Doppelgesichtigkeit psychischer Realität von Borderline-Patienten. Psyche – Z. Psychoanal. 55, 961–995 (2001).

Fonagy, P., Target, M., Gergely, G., Allen, J. G. (2003): The developmental roots of borderline personality disorder in early attachment relationships: A theory and some evidence. Psychoanal. Inq. 23, 412–459.

Fonagy, P., Gergely, G., Jurist, E. L., Target, M. (2002): Affektregulierung, Mentalisierung und die Entwicklung des Selbst. Stuttgart (Klett-Cotta) 2004.

Foulkes, S. H. (1964): Therapeutic group analysis. London (George Allen & Unwin).

Freud, A. (1936): Das Ich und die Abwehrmechanismen. In: Die Schriften der Anna Freud. Bd. I, Kindler (München) 1980.

Freud, A. (1967): Comments on trauma. In: Furst, S.S. (Hg.): Psychic trauma. New York (Basic Books).

Freud A., Burlingham, D. (1949): Kriegskinder. In: Heimatlose Kinder. Zur Anwendung psychoanalytischen Wissens auf die Kindererziehung. Frankfurt am Main (Fischer) 1971.

Freud, S. (1893h): Über den psychischen Mechanismus hysterischer Phänomene. GW Nachtragsband.

Freud, S. (1895d): Studien über Hysterie. GW I.

Freud, S. (1896c): Zur Ätiologie der Hysterie. GW I.

Freud, S. (1914g): Erinnern, Wiederholen und Durcharbeiten. GW X.

Freud, S. (1915a): Bemerkungen über die Übertragungsliebe. GW X.

Freud, S. (1916/17): Vorlesungen zur Einführung in die Psychoanalyse. GW XI.

Freud, S. (1917e): Trauer und Melancholie. GW X.

Freud, S. (1919d): Einleitung zu: Psychoanalyse der Kriegsneurosen. GW XII.

Freud, S. (1920g): Jenseits des Lustprinzips. GW XIII.

Freud, S. (1926d): Hemmung, Symptom und Angst. GW XIV.

Freud, S. (1939a): Der Mann Moses und die monotheistische Religion. GW XIV.

Freud, S. (1985): Sigmund Freud, Briefe an Wilhelm Fliess 1887–1904. Frankfurt a.M. (Fischer) 1986.

Furst, S. S. (1967): Psychic trauma. New York, London (Basic Books).

Gedo, J. E. (1993): Psychoanalytische Interventionen: Überlegungen zur Form. Psyche – Z. Psychoanal. 47, 130–147.

Giovacchini, P. L. (1967): The frozen introject. Int. J. Psycho-Anal. 48, 61–67.

Glover, E. (1929): The screening function of traumatic memories. Int. J. Psycho-Anal. 10, 90–93.

Green, A. (1983): Die tote Mutter. Psyche – Z. Psycho-Anal. 47, 205–240 (1993).

Greenacre, P. (1950): The prepuberty trauma in girls. Psychoanal. Quart. 19, 298–317.

Greenacre, P. (1967): The influence of infantile trauma on genetic patterns. In: Furst, S. S. (Hg.): Psychic trauma. New York, London (Basic Books).

Grubrich-Simitis, I. (1979): Extrem-Traumatisierung als kumulatives Trauma. Psyche – Z. Psychoanal. 33, 991–1023.
Grubrich-Simits, I. (1987): Trauma oder Trieb – Trieb und Trauma. Lektionen aus Sigmund Freuds phylogenetischer Phantasie von 1915. Psyche – Z. Psychoanal. 41, 992–1023.
Grubrich-Simitis, I. (1995): Vom Konkretismus zur Metaphorik. In: Bergmann, M. S., Jucovy, M. E., Kestenberg, J. S. (Hg.): Kinder der Opfer, Kinder der Täter. Psychoanalyse und Holocaust. Frankfurt a.M. (Fischer).
Grunert, J. (1989): Intimität und Abstinenz in der psychoanalytischen Allianz. Jahrb. Psychoanal. 25, 203–235.
Gutwinski-Jeggle, J. (2001): Sich begegnen und sich verfehlen im Sprachraum des psychoanalytischen Prozesses. Z. psychoanal. Theor. Prax. 16, 37–56.
Hartocollis, P. (Hg.) (1977): Borderline personality disorders. New York (Int. Univers. Press).
Haynal, A. (1989): Die Geschichte des Trauma-Begriffs und seine gegenwärtige Bedeutung. Z. psychoanal. Theor. Prax. 4, 322–333.
Hirsch, I. (1996): Observing participation, mutual enactment, and the new classical models. Contemp. Psychoanal. 32, 359–383.
Hirsch, M. (1987): Realer Inzest. Psychodynamik sexuellen Missbrauchs in der Familie. 3. Auflage 1994. Berlin, Heidelberg, New York (Springer), Neuaufl.: Gießen (Psychosozial-Verlag) 1999.
Hirsch, M. (1988): Pseudo-ödipale Dreiecksbeziehungen – Frühe Triangulierung der Borderline-Persönlichkeit. Forum Psychoanal. 4, 139–152.
Hirsch, M. (1993a): Therapeutische Erfahrungen mit Opfern inzestuöser Gewalt. Jahrb. Psychoanal. 31, 132–148.
Hirsch, M. (1993b): Zur narzisstischen Dynamik sexueller Beziehung in der Therapie. Forum Psychoanal. 9, 303–317.
Hirsch, M. (1995): Fremdkörper im Selbst – Introjektion von Verlust und traumatischer Gewalt. Jahrb. Psychoanal. 35, 123–151.
Hirsch, M. (1996): Zwei Arten der Identifikation mit dem Aggressor – nach Ferenczi und nach Anna Freud. Praxis Kinderpsychol. Kinderpsychiat. 45, 198–205.
Hirsch, M. (1997): Schuld und Schuldgefühl – Zur Psychoanalyse von Trauma und Introjekt. Göttingen (Vandenhoeck & Ruprecht).
Hirsch, M. (2000): Transgenerationale Weitergabe von Schuld und Schuldgefühl. In: Opher-Cohn, L. u.a. (Hg.): Das Ende der Sprachlosigkeit? Auswirkungen traumatischer Holocaust-Erfahrungen über mehrere Generationen. Gießen (Psychosozial-Verlag).
Hirsch, M. (2001a): Multiple Traumatisierung und sexualisierte Übertragung. Forum Psychoanal. 17, 38–50.
Hirsch, M. (2001b): Kreativität und Trauma. In: Schlösser, A.-M., Höhfeld, K. (Hg.): Kreativität und Scheitern. Gießen (Psychosozial-Verlag).
Hirsch, M. (2003): Täter und Opfer sexueller Gewalt in einer therapeutischen Gruppe – über umwandelnde Gegen- und Kreuzidentifikationen. Gruppenpsychother. Gruppendyn. 39, 169–186.

Hirsch, M. (2004): Psychoanalytische Traumatologie – Das Trauma in der Familie – Psychoanalytische Theorie und Therapie schwerer Persönlichkeitsstörungen. Stuttgart (Schattauer).

Hirsch, M. (2008): Mentalisierung und Symbolisierung in der analytischen Gruppenpsychotherapie traumatisierter Patienten. In: Hirsch, M. (Hg.): Die Gruppe als Container – Mentalisierung und Symbolisierung in der analytischen Gruppenpsychotherapie. Göttingen (Vandenhoeck & Ruprecht).

Hirsch, M. (2010): »Mein Körper gehört mir … und ich kann mit ihm machen, was ich will!« Dissoziation und Inszenierungen des Körpers psychoanalytisch gesehen. Gießen (Psychosozial-Verlag).

Hoffer, W. (1952): The mutual influences in the development of ego and id: earliest stages. Psychoanal. Study Child 7, 31–41.

Hoffmann, S. O., Eckhardt-Henn, A., Scheidt, C. E. (2004): Konversion, Dissoziation und Somatisierung: historische Aspekte und Entwurf eines integrativen Modells. In: Eckhardt-Henn, A., Hoffmann, S. O. (Hg.): Dissoziative Bewusstseinsstörungen. Stuttgart, New York (Schattauer).

Holderegger, H. (1993): Der Umgang mit dem Trauma. Stuttgart (Klett-Cotta).

Hollender, M. H. (1971): Hysterical personality. Comm. Contemp. Psychiat. 1, 17–24.

Horwitz, L. (1977): Group psychotherapy of the borderline patient. In: Hartocollis, P. (Hg.): Borderline personality disorders. New York (Int. Univers. Press).

Horwitz, L. (1987): Indications for group psychotherapy with borderline and narcissistic patients. Bull. Menninger Clin. 51, 248–260.

Janus, L. (1988): Zur Bedeutung Ferenczis für die Psychoanalyse. Symposium DPG-Arbeitsgruppe München, 2. Mai 1988.

Keilson, H. (1979): Sequentielle Traumatisierung bei Kindern. Untersuchung zum Schicksal der Kriegswaisen. Gießen (Psychosozial-Verlag).

Kelleter, R. (1995): Des Rätsels Lösung ist im Spiel verborgen. Z. psychoanal. Theor. Prax. 10, 335–348.

Kempe, C. H., Silverman, F. N., Steele, B. F., Droegemueller, W., Silver, H. K. (1962): The battered child syndrome. J. Am. Med. Ass. 181, 17–24.

Kernberg, O. F. (1975): Borderline-Störungen und pathologischer Narzissmus. Frankfurt a.M. (Suhrkamp) 1978.

Kernberg, O. F. (1999): Persönlichkeitsentwicklung und Trauma. Persönlichkeitsstörungen 3, 5–15.

Kernberg, O. F. (2000): Die übertragungsfokussierte (oder psychodynamische) Psychotherapie von Patienten mit einer Borderline-Persönlichkeitsorganisation. In: Kernberg, O. F., Dulz, B., Sachsse, U. (Hg.): Handbuch der Borderline-Störungen. Stuttgart (Schattauer).

Khan, M. M. R. (1963): The concept of cumulative trauma. Psychoanal. Study Child 18, 286–306.

Khan, M. M. R. (1982): Der leere Kopf. In (Ders.): Erfahrungen im Möglichkeitsraum. Frankfurt a.M. (Suhrkamp), 1990.

Kogan, I. (1990): A journey to pain. Int. J. Psycho-Anal. 71, 629–640. Deutsch: Z. psychoanal. Theor. Prax. 6, 62–78 (1991).
Kogan, I. (1993): Kurative Faktoren in Psychoanalysen mit Kindern von Überlebenden des Holocaust vor und während des Golfkrieges. Jahrb. Psychoanal. 34, 181–205 (1995).
Kris, E. (1950): Einleitung. In: Freud, S.: Aus den Anfängen der Psychoanalyse. Briefe an Wilhelm Fließ, Abhandlungen und Notizen aus den Jahren 1887–1902. London (Imago).
Kris, E. (1956): The recovery of childhood memories in psychoanalysis. Psychoanal. Study Child 11, 54–88.
Kroll, J. (1993): PTSD/borderlines in therapy: Finding the balance. New York (Norton).
Krutzenbichler, S. (2000): Sexueller Missbrauch als Thema der Psychoanalyse von Freud bis zur Gegenwart. In: Egle, U. T., Hoffmann, S. O., Joraschky, P. (Hg.): Sexueller Missbrauch, Misshandlung, Vernachlässigung. Stuttgart (Schattauer).
Krutzenbichler, S., Essers, H. (1991): Muß denn Liebe Sünde sein? Über das Begehren des Analytikers. Freiburg (Kore). Neuaufl. Gießen (Psychosozial-Verlag), 2002.
Krystal, H. (Hg.) (1968): Massive psychic trauma. New York (Int. Univers. Press).
Kumin, I. (1985/86): Erotic horror. Desire and resistance in the psychoanalytic situation. Int. J. Psychoanal. Psychother. 11, 3–20.
Laub, D., Auerhahn, N. C. (1991): Zentrale Erfahrung des Überlebenden: Die Versagung von Mitmenschlichkeit. In: Stoffels, H. (Hg.): Schicksale der Verfolgten. Berlin, Heidelberg (Springer).
Laub, D., Auerhahn, N. C. (1993): Knowing and not knowing massive psychic trauma. Int. J. Psycho-Anal. 74, 287–302.
Lifton, R. J. (1968): Observations on Hiroshima survivors. In: Krystal, H. (Hg.): Massive psychic trauma. New York (Internat. Univers. Press).
Loch, W. (1993): Deutungs-Kunst. Dekonstruktion und Neuanfang im psychoanalytischen Prozess. Tübingen (edition diskord).
Lorenzer, A. (1966): Zum Begriff der »traumatischen Neurose«. Psyche – Z. Psychoanal. 20, 481–492.
Mann, D. (1997): Psychotherapie: eine erotische Beziehung. Stuttgart (Klett-Cotta) 1999.
Marmor, J. (1953): Orality in the hysterical personality. J. Am. Psychoanal. As. 1, 656–671.
Massing, A., Wegehaupt, H. (1987): Der verführerische und verführte Analytiker. Bemerkungen zur sexuellen Gegenübertragung. In: Massing, A., Weber, I. (Hg.): Lust und Leid. Sexualität im Alltag und alltägliche Sexualität. Berlin, Heidelberg (Springer).
Masson, J. M. (1984): Freud: The assault on truth. Freud's suppression of the seduction theory. London (Faber & Faber). Deutsch: Was hat man dir, du armes Kind, getan? Reinbek (Rowohlt) 1984.
Masterson, J. F. (1976): Psychotherapie bei Borderline-Patienten. Stuttgart (Klett-Cotta) 1980.

Mitchell, S. A. (1997): Psychoanalyse als Dialog. Einfluss und Autonomie in der analytischen Beziehung. Gießen (Psychosozial-Verlag) 2005.

Modell, A. H. (1976): »The holding environment« and the therapeutic action of psychoanalysis. J. Am. Psychoanal. Ass. 24, 285–307.

Modell, A. H. (1990): Other times, other realities. Cambridge, MA, London (Harvard Univers. Press).

Müller-Pozzi, H. (1984): Trauma und Neurose. In: Berna-Glantz, R., Dreyfus, P. (Hg.): Trauma, Konflikt, Deckerinnerung. Stuttgart, Bad-Cannstatt (Frommann-Holzboog).

Natterson, J. (1991): Beyond countertransference. The therapists subjectivity in the therapeutic process. Northvale NJ, London (Jason Aronson).

Neubauer, P. B. (1967): Trauma and psychopathology. In: Furst, S. S. (Hg.): Psychic trauma. New York, London (Basic Books).

Niederland, W. G. (1961): The problem of the survivor. J. Hillside Hosp. 10, 233–247; und in Krystal, H. (Hg.): Massive psychic trauma. New York (Intern. Univers. Press).

Niederland, W. G. (1966): Ein Blick in die Tiefen der »unbewältigten« Vergangenheit und Gegenwart. (Zur Besprechung von: Psychiatrie der Verfolgten) Psyche – Z. Psychoanal. 20, 466–476.

Niemann, U. (1994): Papi hat dich doch so lieb. Berlin (Rütten & Loening).

Nijenhuis, E. R. S. (2004): Somatoforme Dissoziation. In: Eckhardt-Henn, A., Hoffmann, S. O. (Hg.): Dissoziative Bewusstseinsstörungen. Stuttgart, New York (Schattauer).

Ogden, T. H. (1997): Analytische Träumerei und Deutung. Zur Kunst der Psychoanalyse. Wien, New York (Springer) 2001.

Oliner, M. M. (1996): Äußere Realität. Die schwer fassbare Dimension der Psychoanalyse. Jahrb. Psychoanal. 37, 9–43.

Oliner, M. M. (1999): Analytiker stellen sich dem Holocaust. Das ungelöste Rätsel »Trauma«. Die Auswirkungen des Holocaust auf die Sexualität. Psyche – Z. Psychoanal. 53, 1115–1136.

Paris, J. (2000): Kindheitstrauma und Borderline-Persönlichkeitsstörung. In: Kernberg, O. F., Dulz, B., Sachsse, U. (Hg.): Handbuch der Borderline-Persönlichkeitsstörungen. Stuttgart (Schattauer).

Person, E. S. (1985): Die erotische Übertragung bei Frauen und Männern: Unterschiede und Folgen. Psyche – Z. Psychoanal. 48, 783–807.

Pines, M. (1990): Group analytic psychotherapy and the borderline patient. In: Roth, B. E., Stone, W. N., Kibel, H. D. (Eds.): The difficult patient in group. Madison, CN (Int. Univ. Press).

Racker, H. (1957): The meanings and uses of countertransference. Psychoanal. Quart. 26, 303–357.

Rohde-Dachser, C. (1991): Expedition in den dunklen Kontinent. Weiblichkeit im Diskurs der Psychoanalyse. Berlin, Heidelberg (Springer).

Roth, G. (2001): Fühlen, Denken, Handeln. Wie das Gehirn unser Verhalten steuert. Frankfurt a.M. (Suhrkamp).

Sachsse, U. (1989): »Blut tut gut«. Genese, Psychodynamik und Psychotherapie offener Selbstbeschädigung der Haut. In: Hirsch, M. (Hg.): Der eigene Körper als Objekt. Zur Psychodynamik selbstdestruktiven

Körperagierens. Berlin, Heidelberg (Springer). Neuaufl. Gießen (Psychosozial-Verlag) 1998.

Sachsse, U. (1994): Selbstverletzendes Verhalten. Göttingen (Vandenhoeck & Ruprecht).

Sachsse, U. (1995): Die Psychodynamik der Borderline-Persönlichkeitsstörung als Traumafolge. Forum Psychoanal. 11, 50–61.

Sachsse, U. (1996): Die traumatisierte therapeutische Beziehung. Projektive Identifizierung in der Psychotherapie als Kommunikation und Konfliktentlastung. Gruppenpsychother. Gruppendyn. 32, 350–365.

Sandler, J. (1967): Trauma, strain and development. In: Furst, S. S. (Hg.): Psychic trauma. New York, London (Basic Books).

Schacht, L. (2002): Die Fähigkeit, überrascht zu sein. Jahrb. Psychoanal. 45, 69–85.

Schindler, W. (1951): Family pattern in group formation and therapy. Int. J. Group Psychother. 1, 100–105. Und in: Schindler, W.: Die analytische Gruppentherapie nach dem Familienmodell. München (Reinhardt) 1980.

Schuch, H. W. (1998): Sándor Ferenczi, Pionier der modernen tiefenpsychologischen Psychotherapie. Gestalttherapie 1, 3–2.

Segal, H. (1975): A psychoanalytic approach to the treatment of schizophrenia. In: Lader, M. H. (Hg.): Studies of schizophrenia. Ashford/Kent (Headley).

Segal, H. (1977): Gegenübertragung. In: Wahnvorstellung und künstlerische Kreativität. Ausgewählte Aufsätze. Stuttgart (Klett-Cotta) 1992.

Sellschopp, A. (1999): Das Traumakonzept im Spannungsfeld zwischen Geschichte, Klinik und Forschung. Persönlichkeitsstörungen 3, 64–74.

Shengold, L. (1989): Soul murder. The effects of childhood abuse and deprivation. New Haven, London (Yale Univers. Press). Deutsch: Soul Murder – die Auswirkungen von Missbrauch und Vernachlässigung in der Kindheit. Frankfurt a.M. (Brandes & Apsel) 1995.

Simmel, E. (1919): Die Psychoanalyse der Kriegsneurosen. Internat. Psychoanal. Biblioth. Nr. 1. Leipzig, Wien (Internat. Psychoanal. Verl.).

Spitz, R. A. (1965): Vom Säugling zum Kleinkind. Stuttgart (Klett) 1969.

Sterba, R. (1936): Das psychische Trauma und die Handhabung der Übertragung. (Die letzten Arbeiten von S. Ferenczi zur psychoanalytischen Technik.) Int. Z. Psychoanal. 22, 40–46.

Stoller, R. J. (1975): Perversion – Die erotische Form von Haß. Reinbek (Rowohlt) 1979.

Volkan, V. D. (1981): Linking objects and linking phenomena: A study of the forms, symptoms, metapsychology, and therapy of complicated mourning. New York (Int. Univers. Press).

Volkan, V. D., Ast, G. (1992): Eine Borderline-Therapie. Göttingen (Vandenhoeck & Ruprecht).

Volz-Boers, U. (1999): »Ich bin wieder ein Mensch.« Transformation des frühen Traumas durch Neubildung von Repräsentanzen. Psyche – Z. Psychoanal. 53, 1137–1159.

Wind, E. de (1968): Begegnung mit dem Tod. Psyche – Z. Psychoanal. 22, 423–441.

Winnicott, D. W. (1956): Primary maternal preoccupation. In: Winnicott, D. W.: Through paediatrics to psycho-analysis. London (Tavistock).

Winnicott, D. W. (1960a): Ich-Verzerrung in Form des wahren und des falschen Selbst. In: Winnicott, D. W.: Reifungsprozesse und fördernde Umwelt. München (Kindler) 1974.

Winnicott, D. W. (1960b): Die Theorie von der Beziehung zwischen Mutter und Kind. In: Winnicott, D. W. (1965): Reifungsprozesse und fördernde Umwelt. München (Kindler) 1974.

Winnicott, D. W. (1969): The use of an object. Int. J. Psycho-Anal. 50, 711–716.

Winnicott, D. W. (1971a): Die therapeutische Arbeit mit Kindern. München (Kindler) 1973.

Winnicott, D. W. (1971b): Vom Spiel zur Kreativität. Stuttgart (Klett-Cotta) 1979

Wurmser, L. (1987): Die Flucht vor dem Gewissen. Berlin, Heidelberg (Springer).

Wurmser, L. (1989): Die zerbrochene Wirklichkeit. Berlin, Heidelberg (Springer).

Wurmser, L. (1993): Das Rätsel des Masochismus. Berlin, Heidelberg (Springer).

Wolfgang Berner

# Perversion

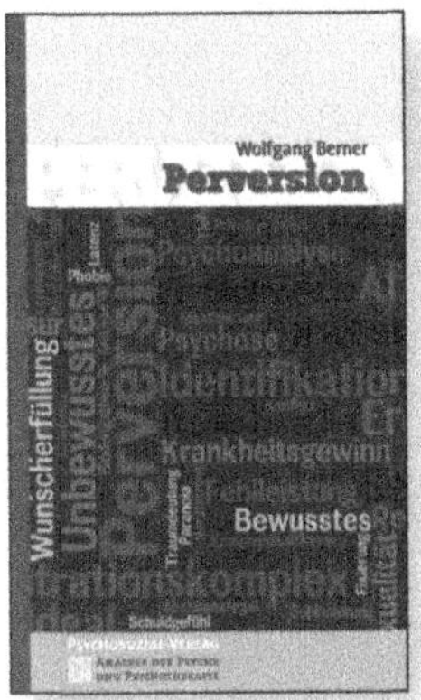

*Analyse der Psyche und Psychotherapie Band 3*
*April 2011 · 144 Seiten · Broschur*
*ISBN 978-3-8379-2067-3*

Das Studium der Perversionen eröffnete Freud tiefe Einsichten in die Funktionsweise von Sexualität und Erotik, die für seine Theoriebildung über die menschliche Psyche von entscheidender Bedeutung waren. Viele dieser Einsichten haben bis heute ihre Gültigkeit, viele wurden inzwischen ergänzt und differenziert. Heute wird der Begriff der Perversion im Kontext der Psychiatrie kaum mehr verwendet, sondern zunehmend durch die Bezeichnungen »Paraphilie« oder »Störung der Sexualpräferenz« ersetzt. Dennoch bezeichnen diese Termini keine identischen Phänomene, wie der Autor in der Auseinandersetzung mit den Gründen der Neudefinition anschaulich darlegt.

Ein zentrales Anliegen des Bandes ist es, zu zeigen, dass und wie die klassische Psychoanalyse – etwa bei Fetischismus, Exhibitionismus oder Sadismus – hilfreich sein kann. Dabei werden die für eine Perversionstherapie notwendigen Parameter betrachtet und auch weitere mögliche Therapieformen vorgestellt.

Prof. Dr. med. Wolfgang Berner ist Psychiater, Psychoanalytiker und Sexualwissenschaftler. Bis 2010 war er Direktor des Instituts für Sexualforschung und Forensische Psychiatrie des Universitätsklinikums Hamburg-Eppendorf und zuvor therapeutischer Leiter einer Justiz-Sonderanstalt für Sexualstraftäter in Wien.

Günter Gödde, Michael B. Buchholz

**Unbewusstes**

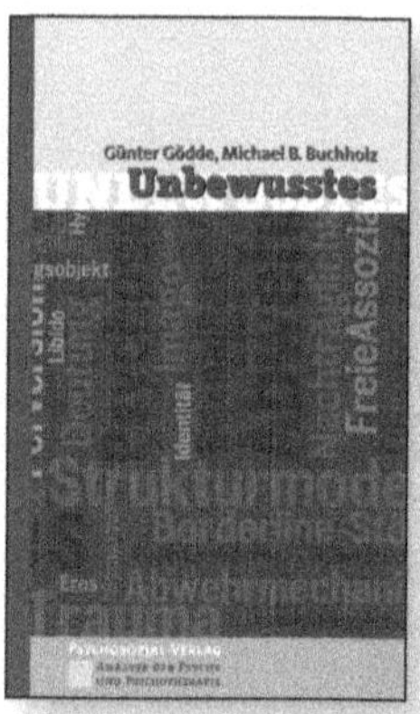

*Analyse der Psyche und Psychotherapie Band 2*
*April 2011 · 144 Seiten · Broschur*
*ISBN 978-3-8379-2068-0*

Freud erhob das »Unbewusste« zum Zentralbegriff der Psychoanalyse. Die Autoren zeichnen die Entwicklung des Begriffs in seiner ganzen Vielfalt nach und unterscheiden dabei zwischen einem vertikalen und horizontalen Modell des Unbewussten. Während das vertikale Unbewusste gleich einer Verdrängungsmaschine arbeitet, entspricht das horizontale einem Resonanzraum. Nach der Leitvorstellung psychoanalytischer und tiefenpsychologischer Therapien bedarf es einer Bearbeitung der vertikalen Ebene in Form der Bewusstmachung des Unbewussten mit der Zielsetzung, dass das Ich wieder »Herr im eigenen Haus« wird. Demgegenüber trägt das horizontale Modell den vielfachen Resonanzen in der Behandlungssituation Rechnung, die für die therapeutische Beziehungsgestaltung von größter Bedeutung sind. Beide Modelle müssen in ihrem Zusammenspiel berücksichtigt werden. Dies birgt ein neues Verständnis des Verhältnisses von psychoanalytischer Theorie und Praxis.

Dr. Günter Gödde, jur. Assessor, ist psychologischer Psychotherapeut in eigener Praxis, Dozent, Supervisor und Lehrtherapeut. Prof. Dr. Michael Buchholz arbeitet als Psychoanalytiker in eigener Praxis und ist Lehranalytiker.

Mathias Hirsch

## »Mein Körper gehört mir ... und ich kann mit ihm machen, was ich will!«

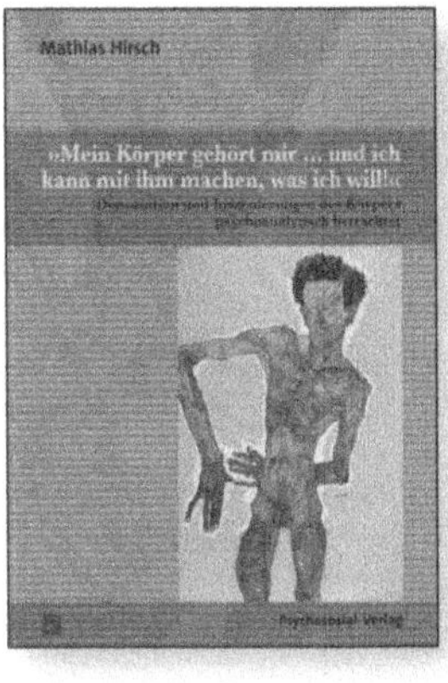

2010 · 336 Seiten · Broschur
ISBN 978-3-8379-2091-8

Das Interesse an der psychoanalytischen Bedeutung des Körpers hält sowohl im gesellschaftlichen Rahmen als auch im pathologischen Sinne unvermindert an: Selbstbeschädigung und Essstörungen sind die modernen Krankheitsbilder der Adoleszenz. Zur Identitätssicherung haben die Menschen schon immer ihren Körper manipuliert, als würde er zwar zum Selbt gehören, aber wie ein Objekt behandelt werden können. Viele Praxisbeispiele veranschaulichen den teilweise skurrilen zeitgenössischen Umgang mit dem Körper.

Mathias Hirsch (Hg.)

## Der eigene Körper als Symbol?

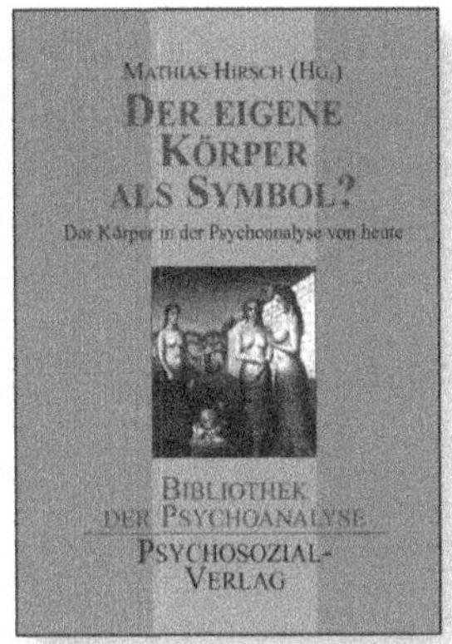


2002 · 281 Seiten · Broschur
ISBN 978-3-89806-138-4

Aus psychoanalytischer Sicht wird die Bedeutung des Körpers als Symbol innerhalb verschiedener Bereiche der Psychopathologie untersucht, in denen er unbewältigte psychische Konflikte und Defizite, aber auch Traumafolgen und deren Abwehr mehr oder weniger symbolisch ausdrückt. Die inhaltliche Breite der Beiträge reicht von nichtsymbolisierten Körpersymptomen in frühester Kindheit über die Ursprünge der Symbolbedeutung des Körpers bis hin zu Untersuchungen anhand literarischer Werke.

Gabriele Kahn

**Das Innere-Kinder-Retten**

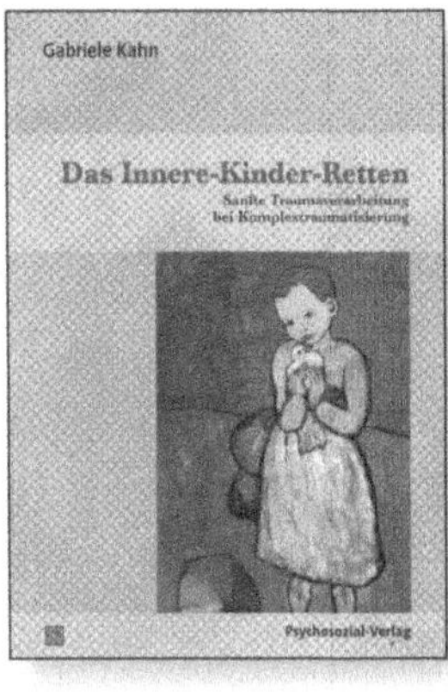


*2010 · 225 Seiten · Broschur*
*ISBN 978-3-8379-2085-7*

Das Innere-Kinder-Retten, das sich mit jeder der bekannten Traumatherapiemethoden kombinieren lässt, arbeitet nicht mit der belastenden Konfrontation mit Traumaerinnerungen, sondern mit positiver Imagination, wodurch betroffene Erwachsene nicht mit ihren Kindheitstraumata in Berührung kommen.

»Endlich [...] schreibt mal jemand klar und verständlich für all die Praktiker der Traumatherapie, wie man auf sehr schonende Art und Weise Traumaexposition ohne Traumakonfrontation machen kann.« *(Jochen Peichl)*

Glen O. Gabbard

**Psychodynamische Psychiatrie**

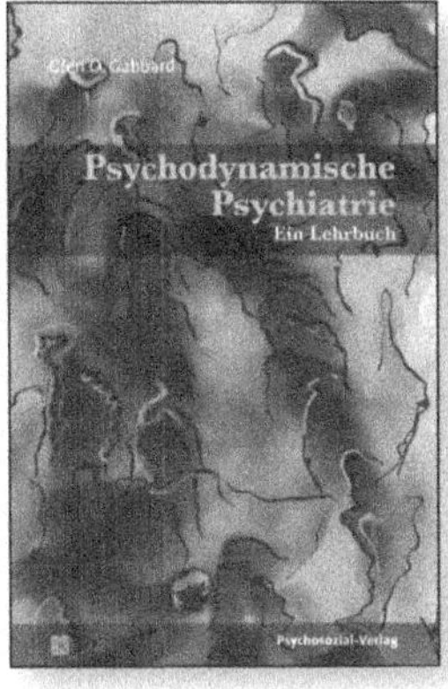


*2010 · 726 Seiten · Gebunden*
*ISBN 978-3-8379-2036-9*

Praxisnah beschreibt Gabbard das Feld der Psychodynamischen Psychiatrie. Er stellt zunächst die theoretischen Grundlagen der Ich-Psychologie, Objektbeziehungstheorie, Selbstpsychologie und Bindungstheorie vor, um sie anschließend anhand von Fallbeispielen zu erläutern und mögliche Therapieansätze vorzustellen. Hierbei zeigt er auch Kontroversen auf und gibt wertvolle Tipps für die tägliche Praxis.

»Ohne Frage ist dies ein absolut essenzieller Text für alle klinischen Therapeuten.« *(Robert Alan Glick, M.D.)*